高原特色病例集

主　审　彭　斌　格桑罗布
主　编　石　荔　张　韡　丛　林

中国协和医科大学出版社
北　京

图书在版编目（CIP）数据

高原特色病例集 / 石荔，张韡，丛林主编. —北京：中国协和医科大学出版社，2022.8
ISBN 978-7-5679-2017-0

Ⅰ.①高…　Ⅱ.①石…②张…③丛…　Ⅲ.①高山病－病案－汇编　Ⅳ.①R594.3

中国版本图书馆CIP数据核字（2022）第122043号

高原特色病例集

主　　编：石　荔　张　韡　丛　林
责任编辑：沈冰冰
封面设计：锋尚设计
责任校对：张　麓
责任印制：张　岱

出版发行：**中国协和医科大学出版社**
　　　　　（北京市东城区东单三条9号　邮编100730　电话010-65260431）
网　　址：www.pumcp.com
经　　销：新华书店总店北京发行所
印　　刷：北京联兴盛业印刷股份有限公司

开　　本：787mm×1092mm　　1/16
印　　张：18.25
字　　数：380千字
版　　次：2022年8月第1版
印　　次：2022年8月第1次印刷
定　　价：158.00元

ISBN 978-7-5679-2017-0

敬　献

西藏自治区人民医院建院70周年

编委会

编者名单

（按姓氏笔画排序）

丁　文	马小刚	王　峰	王　琛	王栋梁
王晋龙	扎　西	扎　珍	仁　增	巴　罗
巴桑顿珠	古桑措姆	石　荔	旦增曲珍	旦增贡色
旦增念扎	白　央	白玛央金	白玛德吉	尼　平
尼玛玉珍	尼玛卓玛	尼玛珍拉	边　珍	边巴扎西
边巴次仁	边巴拉吉	达瓦晋美	达娃次仁	任　翠
刘一军	刘治娟	刘章程	次　央	次仁旺姆
次仁罗布	次旦央宗	次旦旺久	次旦罗布	米　玛
安　芳	李　艺	李　丹	李　平	李　蓉
李　静	李小蓉	李国梁	杨丽辉	杨谨瑞
吴　红	吴科学	邱桂川	何秋燕	张　艳
张　韡	张雪梅	阿　勇	陈　立	陈闪闪
拉巴次仁	拉巴卓嘎	拉姆卓嘎	范爱莉	卓　玛
卓　嘎	易张辉	罗　帅	周立新	周永康
周亚明	周保国	赵　蓉	赵玉华	赵慧颖
美朗曲措	聂　丹	格桑罗布	索　央	索郎多杰
索朗尼玛	索朗达杰	索朗曲宗	索朗曲珍	索朗普赤
徐小东	高　琳	高晓莉	曹　珊	曹旭东
琼　达	韩　亮	程　渊	普布次仁	温青萍
游　燕	雷彦明	慈仁央吉	蔡　磊	蔡　鑫
蔡文瑶	蔺国英	廖志鹏	熊　伟	缪嘉吉
德吉央宗	德庆旺姆	魏　倩	魏玉岭	

前　言

神秘高原，自然风光，人文风貌，魅力无限，不过，低氧、低气压、强辐射也对人类健康产生不可忽略的影响。这让高原疾病的诊治更具特殊性。今天，非常高兴地看到《高原特色病例集》一书的出版。

西藏自治区人民医院是西藏最大的三级甲等综合性医院，本书纳入近3年来医院60多个代表性病例，由医院28个科室的专家们精心选择，覆盖面广，是一本难得的了解高原疾病特点及临床诊疗技术的学习读本。

本书收入的病例从个体的角度反映疾病的诊疗过程，反映近3年医院疾病谱变化的趋势，更重要的是反映医院的整体水平和发展方向，在一定程度上也是西藏自治区卫生事业发展的一个缩影。

书中的病例具有典型的高原特色，如高原肺水肿、慢性高原红细胞增多症等，有常见病，也有少见病和罕见病，对于广大医务工作者来说，是不可多得的学习资料。当然，我们也应看到，由于历史原因，西藏的医疗水平整体还亟待提高，群众的健康意识有待普及和加强，对这些病例的总结，有助于我们发现问题，从预防及诊治等方面提出改进的策略。

2022年是实施中组部医疗人才"组团式"援藏工作的第8年，自此项工作开展以来，西藏自治区人民医院疾病诊断、治疗水平得到显著提高，人才队伍梯队建设初见成效，这些进步在病例中也得到很好的体现，"大病不出藏"的目标正在实现。

感谢本书的编写团队，在繁忙的临床工作之余，尽心尽力，精诚合作，反复修改；感谢中国协和医科大学出版社，以专业、高效的工作态度倾心投入，大力支持，让本书得以在最短的时间内出版。此外，由于篇幅所限，部分病例最终未能入选，对专家们前期的付出也一并表示感谢。

当然，由于水平有限、时间仓促，本书肯定还存在许多不足，敬请各位同道理解、包容并指出，以利今后我们更好地改进工作。

　　2022年9月8日是西藏自治区人民医院建院70周年纪念日，谨以此书献礼，祝医院生日快乐！愿医院的明天更美好，更好地为西藏各族人民的健康服务。

彭　斌

2022年6月19日

于西藏自治区人民医院

目　录

1 高原病心血管内科

进藏后咳嗽、呼吸困难2天 ……………………………………………………… 2

间断胸闷、头痛2年余 …………………………………………………………… 5

反复急性胸痛2年 ………………………………………………………………… 8

反复心悸伴晕厥1年，加重20天 ……………………………………………… 12

反复气促3年余，加重1周 ……………………………………………………… 16

2 神　经　内　科

发作性意识丧失伴肢体抽搐1个月 …………………………………………… 22

高处坠落19小时，突发意识障碍2小时 ……………………………………… 27

3 呼　吸　内　科

胸痛伴呼吸困难1个月 …………………………………………………………… 34

4 消　化　内　科

上腹部疼痛伴巩膜黄染4天 …………………………………………………… 40

腹痛伴呕吐6天 …………………………………………………………………… 44

5 肾　脏　内　科

血液透析2个月，透析导管功能不良7天 …………………………………… 50

尿中泡沫增多2年，水肿10天 ………………………………………………… 53

6 内　分　泌　科

腹泻伴血糖水平升高7年 ……………………………………………………… 58

7 风　湿　血　液　科

多关节肿痛1年余 ……………………………………………………………… 64

咳嗽、咳痰20天 ……………………………………………………… 69

8　感　染　科

进藏5天后发热半天 …………………………………………………… 76

头痛、发热7天，伴呼吸困难5天 …………………………………… 79

9　肿　瘤　科

咳嗽、呼吸困难2个月，加重伴进食困难20天 …………………… 84

原发性肝癌2个周期免疫治疗后，皮疹2天 ……………………… 88

结肠癌术后化疗后，复发5月余 …………………………………… 92

10　普　通　外　科

间断右上腹痛23天 …………………………………………………… 98

上腹痛10个月，诊断胃癌、肝转移6月余，6周期化疗后27天 …… 101

身高变矮伴四肢关节疼痛6年 ……………………………………… 106

上腹部疼痛10余天 …………………………………………………… 110

体检发现肝包虫病2年 ……………………………………………… 114

发现右侧颈部肿物1年余 …………………………………………… 118

11　神　经　外　科

右眼突出3年余，伴右眶周及头部剧烈疼痛2周 ………………… 124

持续头痛伴呕吐6小时 ……………………………………………… 130

12　骨　科

双侧跛行步态2年半 ………………………………………………… 136

右侧前臂、手背皮肤破溃、发黑40天 …………………………… 140

13　心　胸　外　科

体检发现食管占位10余天 ………………………………………… 146

14　泌　尿　外　科

间断性左腰部胀痛1月余 …………………………………………… 152

15　重症医学科

胆囊切除术后6天，腹痛、发热3天 ··· 156

进藏4天意识障碍10小时余 ··· 160

16　手术麻醉科

体检发现"肺包虫病"10天 ·· 166

17　整 形 外 科

右侧耳郭瘢痕疙瘩切除术后复发2年余 ·· 172

18　妇 科

产后5天，右下腹痛4天 ··· 178

19　产 科

孕25^{+4}周，咳嗽、咳痰15天，加重7天 ·· 184

孕38^{+2}周，无痛性阴道出血1天 ·· 187

20　儿 科

皮疹1个月，伴血尿、咳嗽2周 ··· 192

皮疹1个月伴血便4天 ··· 195

21　眼 科

右眼突发视物不清3月余 ·· 200

右眼溅入异物伴视力下降50天 ··· 203

22　耳 鼻 喉 科

颈部气枪击伤17小时 ··· 206

右眼反复流脓11年余 ··· 210

23　口 腔 科

颏下及左侧颌下肿物18月余 ··· 216

左上后牙自发疼痛2个月 ·· 220

24　皮　肤　科

双侧腋下、腹股沟红斑伴瘙痒2天 ……………………………………… 226

全身多处环状红斑、丘疹3个月 ………………………………………… 228

四肢紫癜、水疱20天 …………………………………………………… 231

25　病　理　科

成人过敏性紫癜 …………………………………………………………… 236

肺高级别胎儿型腺癌伴头皮转移 ………………………………………… 239

26　检　验　科

血液系统布氏杆菌病 ……………………………………………………… 244

红细胞多凝集引起疑难交叉配血 ………………………………………… 246

27　超声医学科

发现盆腔肿块1年余 ……………………………………………………… 250

先天性肾上腺皮质增生 …………………………………………………… 252

28　放　射　科

阴茎异常勃起介入治疗 …………………………………………………… 256

房间隔缺损合并肺动脉瘤 ………………………………………………… 259

高原肺水肿 ………………………………………………………………… 262

脑结核瘤 …………………………………………………………………… 264

肝泡型包虫病合并肺及脑播散 …………………………………………… 266

多发血栓形成—抗磷脂综合征 …………………………………………… 269

附　录

缩略语表 …………………………………………………………………… 274

1 高原病心血管内科

进藏后咳嗽、呼吸困难2天

患者，男性，23岁，汉族。

病历摘要

【主诉】

进藏后咳嗽、呼吸困难2天。

【现病史】

患者于2天前在乘飞机进藏后第2天出现咳嗽、活动后气促、痰少，伴头痛、头晕、乏力。无胸痛、胸闷。急诊就诊，未吸氧下指端血氧饱和度58%。胸部CT：双肺多发絮状及结节样密度增高影，中内带为著；心脏各房室大小及形态正常，主肺动脉段增粗，考虑肺水肿，肺动脉高压。为进一步治疗收入院。患者为首次进藏，进藏前无上呼吸道感染病史，无劳累、酗酒等。

【既往史及家族史】

否认高血压病、糖尿病、冠心病等病史。否认家族性遗传病史。否认吸烟、饮酒史。

【体格检查】

BP 120/90mmHg，P 102次/分，R 22次/分，SpO_2 69%。口唇、甲床发绀。双肺呼吸音减低，可闻及少量湿啰音。心界不大，律齐，各瓣膜听诊区未闻及杂音，$P_2 > A_2$。腹软，无压痛及反跳痛，双下肢无水肿。眼底检查：双眼底视盘界清，色淡红，可见视野未见明显出血、渗出、水肿。

【辅助检查】

1. 血常规 2022年3月24日：WBC $13.8 \times 10^9/L$，NEUT $10.57 \times 10^9/L$，NEUT% 76.4%，Hb 164g/L。2022年3月28日：WBC $9.2 \times 10^9/L$，NEUT $5.74 \times 10^9/L$，NEUT% 62.7%，Hb 160g/L。

2. 肝肾功能、电解质、血糖、BNP、尿常规、便常规、甲状腺功能、肿瘤标志物、红细胞沉降率正常。心肌损伤标志物、血脂、血凝全套无明显异常。PCT、hs-CRP正常。

3. 心电图（2022年3月24日） 窦性心动过速，电轴右偏，ST-T未见异常。

4. 胸部CT 见图1-1、图1-2。

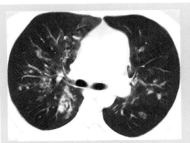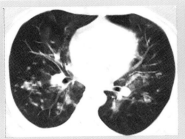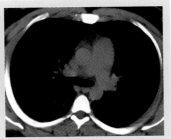

图1-1　2022年3月24日胸部CT

注：双肺见多发絮状及结节样密度增高影，中内带为著；各叶、段支气管通畅。心脏各房室大小及形态正常，主肺动脉段增粗。

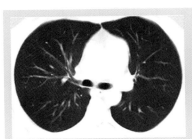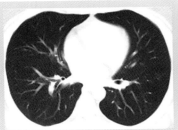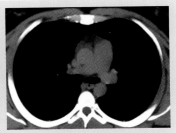

图1-2　2022年3月27日胸部CT

注：右肺散在少许絮状及结节样稍高密度影，中内带为著；各叶、段支气管通畅。心脏各房室大小及形态正常，大血管管径正常。较2022年3月24日肺部病灶大部分吸收，右肺肺段少许残余灶。

【诊断】

急性高原肺水肿

【治疗】

患者入院后卧床休息，给予吸氧（鼻导管4L/min）时SpO₂ 94%，氨茶碱0.25g qd静脉滴注，左氧氟沙星0.5g qd静脉滴注。治疗3天后复查胸部CT，肺水肿明显消退，5天后治愈出院。

讨　论

急性高原肺水肿（acute high altitude pulmonary edema，AHAPE）是快速从平原进入高原（一般在海拔2500m以上）或从高原进入更高海拔地区后出现的急性重症高原病，是因低压缺氧而发生的高原特发性非心源性肺水肿。一般在快速进入高原后短则3～48小时，长则3～10天发病。AHAPE的发病率与进入高原的速度、海拔及劳动强度相关。进入高原的速度越快，海拔越高，发病率越高。上呼吸道感染、剧烈活动、寒冷易诱发该病的发作。快速进入高原后，高原低压性缺氧是致病的根本原因，但AHAPE发生机制仍不十分明确。可能最主要的发病机制是急性缺氧导致肺血管收缩，导致肺动脉高压。高原缺氧导致肺肌性小动脉明显收缩，而肺非小肌性小动脉的通路则变大，从而引起不均匀的肺局部灌注，即血管痉挛处血流减少，大量血流涌入这些大口径的通道流动，造成它们供血的毛细血管的流体静脉压增高，使液体渗入肺。目前临床上对AHAPE的防治还是基于此机制，通过纠正缺氧达到迅速降低肺动脉压及避免肺动脉压进一步增高是其首要的防治措施。诊断AHAPE需要考虑以下几点：①快速进入高原或由高原进入更高海拔地区的病史；②有缺氧的客观证据；③有呼吸系统受损的临床表现及辅助检查；④排除其他急性呼吸道疾病。针对AHAPE的治疗，尽管在保障安全的前提下脱离高原是最有效的治疗方法，但由于对于多数患者来讲，短时间内迅速脱离高原并不具备条件，同时多数患者仍有继续留在高原生活、工作、旅游等需要，所以，立即脱离高原并非必要。在我科住院的AHAPE患者在经过卧床休息、吸氧（鼻导管吸氧、面罩吸氧或无创机械通气等）及药物（短时间内可降低肺动脉压的药物，如硝苯地平、硝普钠、尼莫地平、氨茶碱等，以及必要的抗生素）治疗后一般3～5天治愈出院，多数无须使用地塞米松、利尿剂、强心药及高压氧治疗等。近十余年，单纯AHAPE住院病死率为零。

（作者：范爱莉　审校：达娃次仁）

参 考 文 献

［1］中华医学会高原医学分会. 我国高原病命名、分型、诊断标准［J］. 高原医学杂志, 1996, 6（1）: 2-6.

［2］Luks AM, Auerbach PS, Freer L, et al. Wilderness Medical Society Practice Guidelines for the Prevention and Treatment of Acute Altitude Illness: 2019 Update［J］. Wilderness Environ Medicine, 2019, 30（4S）: S3-S18.

［3］陈琳, 唐发娟, 肖东琼, 等. 2019年美国野外医学会实践指南: 急性高原病的预防与治疗指南更新解读［J］. 华西医学, 2020, 35（11）: 1331-1337.

［4］高文祥, 吴刚, 徐立聪, 等. 高原肺水肿发生机制与临床转化的现状与展望［J］. 生物医学杂志, 2021, 2（2）: 1-7.

间断胸闷、头痛2年余

患者，男性，36岁，藏族。

病历摘要

【主诉】

间断胸闷、头痛2年余。

【现病史】

患者2年前无明显诱因出现胸闷，以心前区为主，约手掌大小，伴有头痛，以枕部为主，呈阵发性闷痛，每次持续约30分钟，伴脱发、记忆力下降及夜间惊醒，偶有恶心、腹胀、腹痛。居住低海拔地区后上述症状可好转。多次就诊当地藏医院，给予"藏药"（具体不详）治疗后症状未见明显好转。否认咳嗽、咯血、胸痛、呼吸困难、下肢水肿等不适。

【既往史及家族史】

世居高原，自诉家族中有高原红细胞增多症病史，吸烟史15年×10支/日，否认冠心病、高血压、高脂血症等病史。

【体格检查】

SpO_2 76%（未吸氧），多血貌，球结膜充血。口唇、甲床发绀（图1-3、图1-4），颈静脉无充盈，肝颈静脉回流征阴性。心律齐，心界不大，心音正常，各瓣膜听诊区未闻及病理性杂音。双下肢无凹陷性水肿。

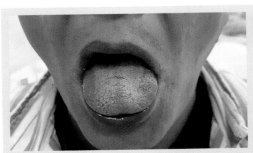

图1-3 口唇发绀、舌质

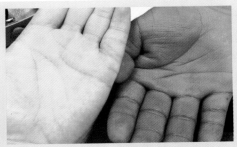

图1-4 左侧为健康人的手掌，右侧为高原红细胞增多症患者的手掌，发绀、肿胀

【辅助检查】

1. 血常规　RBC $8.53×10^{12}$/L［参考范围：$(4.3 \sim 5.8)×10^{12}$/L］，Hb 236g/L（参考范围：$130 \sim 175$g/L）。

2. 尿常规＋尿蛋白　尿常规未见异常。尿微量白蛋白/尿肌酐 ACR 32.169mg/g，24小时尿蛋白169mg/L。

3. 其他血液检查　血 UA 466g/L（参考范围：$130 \sim 175$g/L），同型半胱氨酸HCY＞50μmol/L（参考范围：$\leqslant 15$μmol/L），BNP、心肌损伤标志物、肝肾功能、甲状腺功能、凝血功能、糖化血红蛋白、血脂谱及肿瘤标志物等未见异常。

4. 超声心动图　LVEF 61%；右心室内径27mm，三尖瓣最大反流速度238cm/s，估测肺动脉收缩压30mmHg。

5. 胸部CT　心肺未见明显异常。

6. 头颅MRI　颅内未见明确异常。

【诊断】

慢性高原红细胞增多症

高尿酸血症

高同型半胱氨酸血症

【治疗及随访】

患者入院后给予补充叶酸0.8mg qd，考虑多血症状严重，夜间给予无创呼吸机辅助通气改善低通气状态，连续使用呼吸机14天，出院前复查血常规：RBC $7.89×10^{12}$/L，Hb 223g/L，血红蛋白、红细胞较入院时明显下降，嘱患者出院后持续家庭氧疗，并配合夜间使用无创呼吸机，门诊随诊。

讨　论

慢性高原红细胞增多症（high altitude polycythemia，HAPC）指长期居住在海拔2500m以上的居民，对高原环境（低压、低氧）丧失习服而导致的独特临床综合征，主要表现为红细胞、血红蛋白增多（女性Hb $\geqslant$ 199g/L，男性Hb $\geqslant$ 210g/L）。高原红细胞增多症的发病与海拔高度、性别、体重及吸烟等因素相关。高原是该病发生的基本条件，一般发生在海拔2500m以上地区，并且随海拔高度的升高其发病率上升，移居高原者发病率明显高于世居者，男性发病率明显高于女性。高原红细胞增多症是由于血液黏滞度增高、血流缓慢所致的全身各脏器缺氧性损伤，因各脏器受损程度不同，其临床症状轻重不一，病情复杂。最常见的临床表现有头痛、头晕、心悸、气短、乏力、发绀、手足心发热、肌肉关节疼痛、食欲差、注意力不集中、健忘，以及女性月经不调、男性勃起功能障碍、性欲减退等。临床表现的轻重与血液学变化引起的组织缺氧程度相关。其中发绀是该病的主要体征，约95%以上患者有不同程度的发绀，表现为口唇、面颊部、耳郭边缘、指（趾）甲床等部位呈青紫色，面部毛细血管扩张呈紫红色条纹，形成了该病特有的面容，即"高原多血面容"。本例患者血常规提示血红蛋白水平明显升高，同时合并高原性心脏病改变，属慢性高原病较为严重的并发症之一。针对慢性高原红细胞增多症的防治原则，最主要也是最有效的措施是脱离高原环境并不再返回高原。但由于多数患者为世居高原者或为长期移居高原工作、生活者，随时脱离高原返回平原并不现实。因此，探索在高原环境下对该病的防治措施具有现实的意义。目前，国内外现代医学及传统医学领域均有不少针对慢性高原病的基础与临床研究，但尚缺乏符合循证医学证据并值得广泛推荐的治疗方案。西藏自治区人民医院、西藏高原医学研究所在探索高原病防治方面认为，在戒烟限酒、规律生活、劳逸结合的基础上，坚持家庭氧疗，尤其对于合并有睡眠呼吸暂停低通气综合征的患者配合使用无创呼吸机，能有效改善患者通气状态，改善慢性缺氧，降低患者红细胞、血红蛋白水平，改善临床症状。另外，复方丹参、诺迪康、银杏叶提取物等也有一定缓解缺氧症状的作用。本例患者在住院期间给予无创呼吸机改善通气状况后血红蛋白下降明确，疗效确切，后续将继续跟踪患者出院随诊情况。

（作者：李　静　审校：达娃次仁）

参 考 文 献

［1］国际高原医学会慢性高原病专家小组. 第六届国际高原医学和低氧生理学术大会颁布慢性高原病青海诊断标准［J］. 青海医学院学报，2005，26（1）：3-5.

反复急性胸痛2年

患者，男性，72岁，藏族。

病历摘要

【主诉】

反复急性胸痛2年。

【现病史】

患者于2年前无明显诱因出现间断性胸痛，以心前区为主，范围约拳头大小，程度剧烈，放射至左侧背部，每次持续1～2小时，每日疼痛次数不定，伴气促、出汗、恶心、四肢冰冷和麻木，自行口服硝酸甘油、速效救心丸症状仍无明显缓解，急诊行心电图（图1-5）：下壁导联ST段抬高，前间壁导联ST段压低。诊断为急性ST段抬高型心肌梗死（下壁、后壁），予以阿替普酶100mg静脉溶栓，并急诊行冠状动脉造影术（CAG）（图1-6）。未给予经皮冠状动脉介入治疗（PCI）处理，CAG术中出现心动过缓、三度房室传导阻滞，应用临时起搏器。给予三联抗血小板、降脂等治疗。1年后停用氯吡格雷，继续给予阿司匹林及其他二级预防治疗。

患者自第1次出院约1年后再次出现剧烈胸痛，完善心电图、心肌酶谱等检查后诊断急性ST段抬高型心肌梗死（下壁）。急诊CAG显示，左前降支（LAD）近中段异常扩张，血流缓慢，远段狭窄60%，回旋支（LCX）近段异常扩张，右冠脉（RCA）近段局限性狭窄50%，中段100%闭塞，近中段异常扩张，闭塞部位予以球囊扩张。强化抗凝、抗血小板、改善心室重构等治疗，好转出院。

自第2次出院1月余再次无明显诱因出现胸骨后压榨样疼痛，持续不缓解，伴有全身出汗，遂急诊就诊，行CAG提示：LAD近中段异常扩张，血流缓慢，远段狭窄60%，LCX近段异常扩张，RCA中段100%闭塞。于RCA中远端串联植入2枚支架。术后予以强化抗凝、抗血小板、改善心室重构等治疗后出院。

自第3次出院后9月余再次出现胸痛，为胸骨后持续性刺痛，放射至背部及双侧季肋区，伴呼吸困难，急诊行心电图（图1-7）提示心肌梗死（下壁）；急诊CAG（图1-8）提示LAD近中段瘤样扩张，RCA中段100%狭窄，近段瘤样扩张，RCA病变予以球囊扩张；术后强化抗血小板、抗凝治疗，并加用单硝酸异山梨酯胶囊50mg qd扩张冠状动脉、曲美他嗪20mg tid改善心肌代谢等治疗。鉴于患者冠脉严重瘤样扩张、局部血流缓慢极易反复血栓形成而诱发急性心肌梗死，给予长期三联抗栓（阿司匹林、氯吡格雷、华法林）治疗。出院至今近2年未出现急性心肌梗死。

【既往史及家族史】

高血压病史30年，最高血压达170/120mmHg，规律口服厄贝沙坦片150mg qd，阿托伐他汀钙20mg qn。

【体格检查】

P 70次/分，BP 100/70mmHg，R 16次/分。口唇发绀，双肺呼吸音清，双肺未闻及明显湿啰音。心率70次/分，律齐，各瓣膜区未闻及明显病理性杂音。腹部未见阳性体征。双下肢无水肿。

【辅助检查】

1. 心肌损伤标志物　第1次住院：hs-cTnI 1.96ng/ml（↑）（正常参考值：0～0.056ng/ml），MYO＞1200ng/ml（↑）（正常参考值：0～140.00ng/ml），CK-MB 47.1ng/ml（↑）（正常参考值：0～5.00ng/ml）。第2次住院：hs-cTnI 10.55ng/ml（↑），MYO＞183.5ng/ml（↑），CK-MB 1.8ng/ml。第3次住院：hs-cTnI 0.003ng/ml，MYO＞55.3ng/ml，CK-MB 1.0ng/ml。第4次住院：心肌酶谱未见异常。

2. 心电图　见图1-5、图1-7。

3. 冠状动脉造影（图1-6、图1-8）　冠脉呈右优势型，左主干（LM）未见明显异常，LAD、LCX血流缓慢，这两支血管近中段异常扩张，远端局限性狭窄30%；RCA近中段异常扩张，远端局限性狭窄70%，TIMI血流3级。

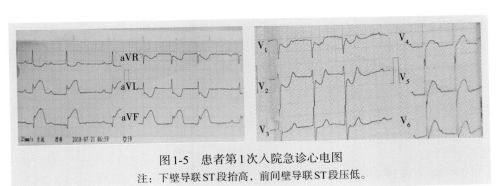

图1-5　患者第1次入院急诊心电图

注：下壁导联ST段抬高，前间壁导联ST段压低。

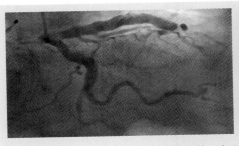
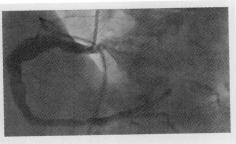

图1-6　患者第1次入院急诊冠状动脉造影

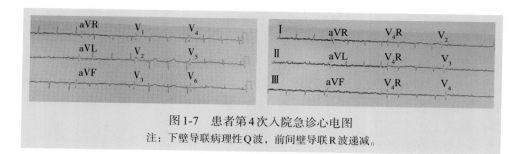

图1-7　患者第4次入院急诊心电图

注：下壁导联病理性Q波，前间壁导联R波递减。

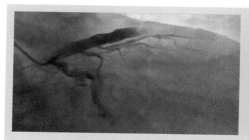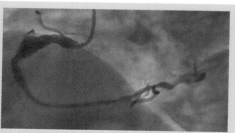

图1-8　患者第4次入院急诊冠状动脉造影

　　LAD近中段瘤样扩张，RCA中段100%狭窄，近段瘤样扩张，RCA病变予以球囊扩张。

【诊断】

冠状动脉粥样硬化性心脏病

　　陈旧性心肌梗死

　　不稳定型心绞痛

　　心功能Ⅰ级（NYHA分级）

重度冠状动脉瘤样扩张

　　PCI术后

【治疗及随访】

　　第1次住院治疗予以阿替普酶100mg静脉溶栓，阿司匹林100mg qd 和氯吡格雷75mg qd抗血小板，替罗非班静脉泵入 2 天，阿托伐他汀20mg qd 调脂稳定斑块，贝那普利 2.5mg qd改善心室重构等治疗。严格冠心病二级预防治疗。1年后再次出现急性心肌梗死，行PCI予以球囊扩张，术后予以替罗非班强化抗血小板及依诺肝素抗凝，阿司匹林100mg qd和氯吡格雷75mg qd抗血小板，阿托伐他汀20mg qd调脂稳定斑块，单硝酸异山梨酯胶囊50mg qd 扩张冠状动脉血管及贝那普利片5mg qd改善心室重构等治疗。第2次出院后仅1月余再次出现急性心肌梗死，行PCI于RCA 中远端串联植入2枚支架，术后予以阿司匹林100mg qd和替格瑞洛90mg bid抗血小板，阿托伐他汀40mg qd，再次强化抗血小板及降脂治疗。此次出院后9月余再次出现胸痛，予以阿司匹林300mg、阿托伐他汀40mg、替格瑞洛180mg，肝素钠 7000IU/ml 静脉滴注肝素化后急诊行CAG：RCA 中段100%闭塞，近端血管异常扩张，予以球囊扩张。术后予以阿司匹林、替格瑞洛及盐酸替罗非班等常规剂量联合抗血小板，阿托伐他汀40mg qd调脂稳定斑块，并加用单硝酸异山梨酯胶囊50mg qd、曲美他嗪20mg tid 改善心肌代谢等治疗。鉴于患者直至目前已发生4次心肌梗死，故建议予以三联抗栓（阿司匹林、氯吡格雷、华法林）治疗，但由于患者当时有瘀斑，故当时暂未加用华法林抗凝治疗。

讨　论

冠状动脉瘤样扩张（coronary anevrysmal ectasia，CAE）病因有区域性和年龄相关性：动脉粥样硬化、结缔组织病（川崎病、多发性大动脉炎）、先天性疾病、感染性疾病、医源性损伤（介入术相关性CAE也引起人们重视）等相关。在各种理化、生物学因子的作用下，冠状动脉血管壁中层弹力纤维破坏，冠状动脉血管壁异常变薄并扩张所致。CAE导致心肌反复梗死可能机制是血管内皮功能紊乱及局部血流动力学异常，抗栓抗凝药物用量不足。CAE虽然血流量增加，但由于其瘤体慢血流和后向血流，血小板容易聚集，易形成附壁血栓或管腔血栓。治疗方式包括药物治疗、介入治疗和手术治疗。

慢性高原缺氧是否成为患病因素之一尚未明确。但是我院在高原地区十余年来数千例冠状动脉造影检查结果发现，高原地区心脑血管病理性扩张者较为多见。本例患者为世居高原藏族老年男性，由于特殊的冠状动脉结构异常，常规抗栓、降脂及PCI治疗均未能很好预防冠脉事件反复发作。在严格常规抗血小板及降脂治疗的基础上加用适当口服抗凝（华法林，维持INR 2～2.5）药物似乎更有助于预防冠脉事件的复发，可在临床实践中进一步积累经验，同时密切监测，避免出现出血等并发症。本例患者的诊疗经过为高原地区类似疾病的处理提供借鉴作用。

（作者：李小蓉　审校：达娃次仁）

参考文献

［1］Swaye PS，Fisher LD，Litwin P，et al. Aneurysmal coronary artery disease［J］. Circulation，1983，67（1）：134-138.

［2］葛均波，黄渐勇. 冠状动脉扩张的现状研究［J］. 中国临床医学，2009，16：325-328.

［3］Wu HY，Li SL，Zhao DP. Expansion of coronary artery aneurysms sample concurrent repeatedly clinical analysis of acute myocardial infarction［J］. J Hebei Pharmaceutical，2011（15）：2312-2313.

反复心悸伴晕厥1年，加重20天

患者，女性，46岁，藏族。

病历摘要

【主诉】

反复心悸伴晕厥1年，加重20天。

【现病史】

患者1年前出现心悸，伴有头晕。曾就诊外院诊断为病态窦房结综合征，行心脏永久性起搏器植入术。因术后出现严重感染及心动过速，予以拔除起搏器及起搏导线。此后间断出现头晕、心悸，曾晕厥2次。入院前20天症状再次加重，伴活动后气短、乏力。24小时动态心电图：持续性心房扑动，宽QRS波心动过速、窄QRS波心动过速伴长间歇2.36秒（图1-9）。为进一步行治疗收入我院。

【既往史及家族史】

无特殊。

【入院查体】

BP 108/70mmHg，P 83次/分。右侧锁骨下区可见长约5cm手术瘢痕。双肺呼吸音清，未闻及干湿啰音。心界不大，心率83次/分，律齐，瓣膜区听诊未闻及杂音。腹部未见阳性体征。双下肢无水肿。

【辅助检查】

1. 血常规、尿常规、便常规　未见异常。

2. 生化检查　肝肾功能、电解质正常。

3. 心肌损伤标志物、BNP　正常。

4. 血脂　TC 4.86mmol/L，TG 1.73mmol/L，HDL-C 0.91mmol/L，LDL-C 3.38mmol/L。

5. 甲状腺功能　正常。

6. 心电图　持续性心房扑动，Ⅱ、Ⅲ、aVF导联P'波负向，V$_1$导联P'波正向，符合Ⅰ型心房扑动特点，P'P'周期为280ms，心房扑动频率为214次/分，P：QRS为1：1～8：1，QRS频率为50～215次/分（图1-9）。

7. 超声心动图　心脏结构及功能正常。

8. 肺静脉增强CT　双侧肺静脉及左心房、左心耳充盈良好，未见血栓征象。

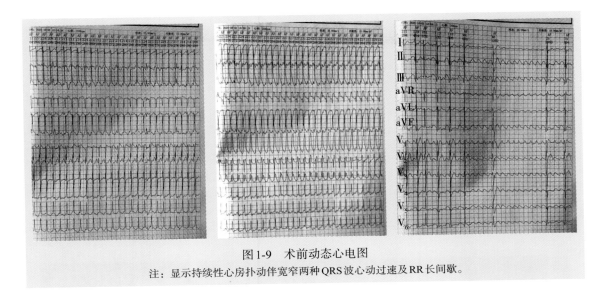

图1-9 术前动态心电图

注：显示持续性心房扑动伴宽窄两种QRS波心动过速及RR长间歇。

【诊断】

心律失常

    持续性心房扑动

    病态窦房结综合征可能

【治疗及随访】

1. 电生理检查及导管消融治疗　经股静脉穿刺置管，分别摆放右心室心尖部电极及冠状窦电极。腔内心电图提示三尖瓣峡部依赖型心房扑动（逆钟向型），呈房室1:1～2:1传导（图1-10）。经右侧股静脉鞘置入雅培Flex-ability冷盐水灌注导管至右心房建模后，在三维标测指导下行三尖瓣峡部至下腔静脉线性消融（30W，43°），消融至60秒心房扑动终止，转为窦性停搏（图1-11、图1-12），立即给予右心室电极应急起搏，并在心室起搏保护下继续完整的峡部线性消融。术后检测达到三尖瓣峡部双向传导阻滞（图1-13），反复电生理检查未再诱发出心房扑动及其他快速性心律失常。考虑患者有病态窦房结综合征伴有严重窦性停搏基础疾病，给予植入临时起搏器。7天后成功植入心脏永久起搏器（图1-14）。

2. 心脏永久起搏器植入术　心房扑动射频消融术后7天，顺利经左侧锁骨下静脉穿刺成功植入心脏永久起搏器。术中图像见图1-14，术后心电图表现见图1-15。

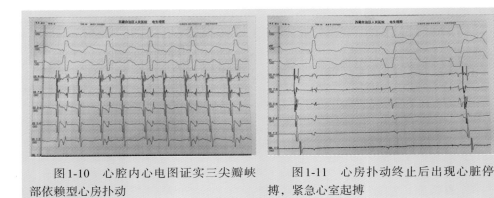

图1-10　心腔内心电图证实三尖瓣峡部依赖型心房扑动

图1-11　心房扑动终止后出现心脏停搏，紧急心室起搏

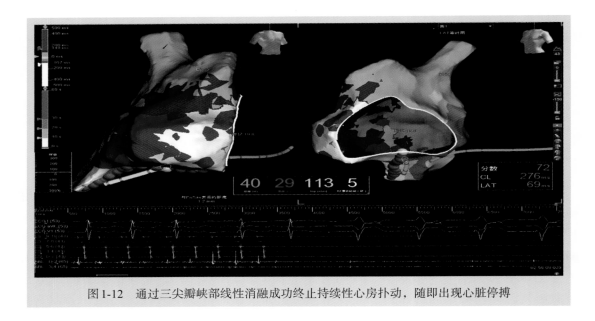

图1-12　通过三尖瓣峡部线性消融成功终止持续性心房扑动，随即出现心脏停搏

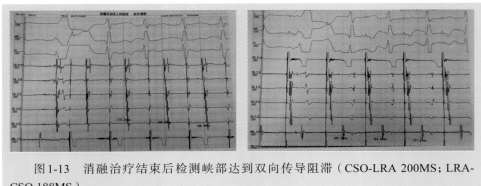

图1-13　消融治疗结束后检测峡部达到双向传导阻滞（CSO-LRA 200MS；LRA-CSO 188MS）

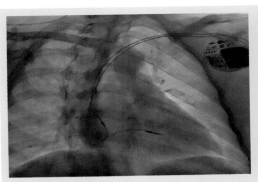

图1-14　植入心脏永久起搏器

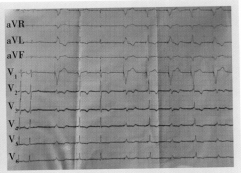

图1-15　术后患者心电图为窦性心律
及起搏心律交替出现

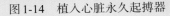

讨　　论

　　本例患者是以心动过速为主要表现就诊，具有1∶1～8∶1不同房室传导特点，并出现严重的心悸和晕厥，甚至无法下床正常活动。从心电图特征上看符合典型的三尖瓣峡部依赖型心房扑动，具有明确的实施射频消融手术的指征。但由于患者为持续性心房扑动，未见到任何自主窦性心律，因此患者窦房结功能如何并不清楚。结合患者1年前在外院的治疗经过来看，可能存在病态窦房结综合征。病态窦房结综合征和心房扑动多数为器质性心脏病所致，常见病因为心肌炎、冠心病、心肌病，也可见于结缔组织病、代谢性或浸润性疾病。而慢性高原缺氧也可能加速心脏传导系统功能的退化，同时高原缺氧导致的心脏病主要以肺动脉高压及右心增大为主要特征，随着右心房增大及心房肌纤维化，右心相关心律失常在高原地区较为常见。本例患者在1年前即出现病态窦房结综合征及快慢综合征现象而引起反复晕厥。由于当时医疗条件限制，1年前仅能考虑到通过植入心脏永久起搏器来解决心动过缓问题，而无法解决合并的快速性心律失常问题。本例患者同时存在心脏结构功能异常、缓慢性心律失常及快速性持续性心房扑动等复杂的临床情况，单纯处理某一方面问题无法彻底解决患者的问题。随着本地区医疗条件的改善及诊治能力的提升，联合射频消融及心脏起搏器植入技术解决了患者的临床难题，通过射频消融控制了反复心悸、头晕的症状，通过心脏永久起搏器植入术根本上解决了因心动过缓带来的晕厥及猝死的风险。

（作者：次旦罗布　审校：达娃次仁）

反复气促3年余，加重1周

患者，男性，52岁，藏族。

病 历 摘 要

【主诉】

反复气促3年余，加重1周。

【现病史】

患者于3年前无明显诱因出现活动后气促，伴活动耐量下降，双下肢水肿，呈晨轻暮重，当时于我院住院治疗（具体不详）后好转出院。出院后上述症状反复发作。入院前1个月患者上述症状较前加重，活动后气促，夜间呼吸困难，活动耐量明显下降，当时就诊于外院，予以口服藏药治疗症状稍缓解。1周前患者无明显诱因活动后气促，呼吸困难较前加重，伴胸闷、上腹部隐痛、尿量减少，为进一步治疗收入我院。

【既往史及家族史】

既往体健，否认家族遗传病史。

【体格检查】

P 109次/分，BP 114/66mmHg。颈静脉充盈，肝颈静脉回流征（－）。胸廓无畸形，叩诊呈清音，双肺呼吸音粗，双下肺可闻及散在湿啰音。心界向左侧扩大，心律不齐，第一心音强弱不等，胸骨左缘可闻及收缩期杂音，P_2亢进。腹部查体无明显阳性体征。双下肢无水肿。

【辅助检查】

1. 血常规　RBC 5.88×10^{12}/L，Hb 179g/L，Hct 55.3%。BNP 571.9pg/ml（参考范围：≤100pg/ml）。

2. 心电图　电轴右偏，不完全性右束支传导阻滞，持续性心房颤动。

3. 超声心动图（图1-16）　全心肥大，左心及右心房增大；肺动脉高压（重度）；三尖瓣反流（重度）；二尖瓣反流（中-重度）；心包积液（极少量）；LVEF 52%。

4. 胸部CT（图1-17）　右心房、右心室增大，主肺动脉增粗，肺动脉高压征，多血症待排除。

5. 肺动脉CTA（图1-18）　左右肺动脉主干及双肺各段肺动脉未见明显充盈缺损改变；右心房、右心室增大，主肺动脉增粗，肺动脉高压征。

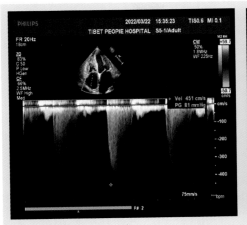
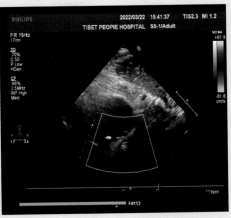

图1-16　超声心动图

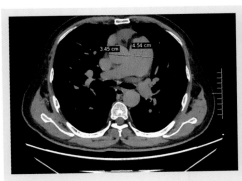
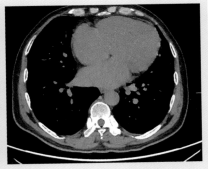

图1-17　胸部CT

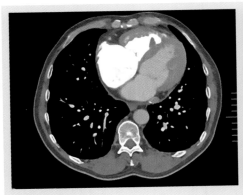
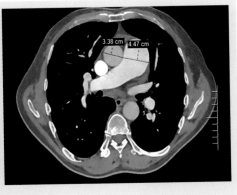

图1-18　肺动脉CTA

6．6分钟步行试验　步行距离412m。

7．右心导管检查　混合性毛细血管后肺动脉高压，肺动脉收缩压99mmHg，舒张压50mmHg，平均压66mmHg。

【诊断】

慢性心力衰竭急性加重

高原性心脏病

肺动脉高压（极重度）

心房颤动

【治疗及随访】

入院后给予呋塞米20mg qd、螺内酯20mg qd、地高辛0.25mg qd、利伐沙班20mg qd、富马酸比索洛尔5mg qd口服，间断予以静脉推注利尿剂加强利尿治疗，严格控制出入量，每日出量维持在1500～2500ml，入量控制在1000ml左右。5天后症状明显缓解，夜间可平卧，无阵发性夜间呼吸困难，两肺湿啰音较前减少，逐渐减少静脉利尿剂用量。10天后患者症状进一步改善，肺部湿啰音消失。

出院后用药：呋塞米20mg qd口服、螺内酯20mg qd口服、地高辛0.25mg qd口服、利伐沙班20mg qd口服、富马酸比索洛尔5mg qd口服。

讨　论

高原性心脏病（HAHD）以慢性低气压、低氧引起的肺动脉高压为基本特征，伴有右心室肥厚或右心功能不全，晚期出现左心室肥厚扩大、全心衰竭。HAHD易发生在海拔2500m以上高原，成人慢性HAHD多为慢性病程，可在某种诱因下出现急性加重。高原缺氧的环境导致缺氧性肺动脉高压形成是HAHD产生的关键因素，缺氧环境还可以导致人体红细胞及血红蛋白增多，引起血液流变学改变，进一步促进肺动脉高压形成。临床诊断HAHD时需排除先天性心脏病、肺源性心脏病、慢性肺动脉血栓栓塞、结缔组织相关及左心相关疾病导致的肺动脉高压。HAHD的治疗原则是在患者社会、家庭、工作关系等允许条件下，首选长期脱离高原缺氧环境或到海拔较低的环境居住，并避免再次返回高原缺氧环境。在高原环境下针对该病的治疗主要包括吸氧、卧床休息、强心、利尿等治疗。对于有高凝倾向者还应口服抗凝治疗。肺血管靶向治疗包括磷酸二酯酶抑制剂、内皮素拮抗剂和前列环素类似物，其中西地那非是治疗肺动脉高压的一线药物，它通过选择性地抑制肺血管内皮磷酸二酯酶-5，松弛血管平滑肌，舒张肺动脉血管，降低肺动脉压力，从而改善右心室功能，但其对HAHD的疗效尚不明确。乙酰唑胺通过抑制红细胞过度增生、改善肺通气，也可能有助于HAHD的防治。另有研究证明，他汀类药物除可降血脂外，还可改善内皮细胞功能，有抗氧化、抑制细胞增殖、抗炎等多重作用，但对于HAHD的治疗效果有待研究。近年来，中药、藏药对CMS的防治显示有较好的作用，如红景天可减少内皮损伤，银杏叶可提高血液氧合作用，丹参、川芎嗪可抑制血小板聚集，降低血液黏滞度。其他中药、藏药如唐古特青兰及二十五味余甘子丸等也有防治作用。

（作者：旦增曲珍　审校：达娃次仁）

参 考 文 献

［1］戴东方，张玲．乙酰唑胺和高原安对初进高原人群血氧饱和度的影响．中国临床医生，2008，36（7）：50-51．

［2］隋岫兰，陈荣华，杨锋，等．红景天对慢性高原心脏病大鼠心肺组织中内皮抑素和血管内皮细胞生长因子受体表达的影响［J］．解剖学报，2006，37（4）：436-439．

［3］李晓东，谷丽维，黄聪琳，等．唐古特青兰及其复方制剂效用物质研究进展［J］．西部中医药，2019，32（9）：139-144．

2 神经内科

发作性意识丧失伴肢体抽搐1个月

患者，男性，37岁，藏族，农民。

病历摘要

【主诉】

发作性意识丧失伴肢体抽搐1个月。

【现病史】

患者于入院前1个月无明显诱因出现意识丧失伴肢体抽搐，诉发作前闻及臭味，随后出现意识丧失、双眼上翻、口吐白沫、牙关紧闭、四肢强直性阵挛，持续约10分钟后自行缓解，醒后不能回忆发作过程，无舌咬伤、二便失禁，上述症状缓解后出现头痛、恶心、乏力、呕吐。数天后再次发作，症状同前。病程中无咳嗽、咳痰、发热，无盗汗、消瘦等不适，睡眠可，二便正常。

【既往史及家族史】

否认既往居住流行病区，否认食用不洁猪肉史，否认排虫卵史。足月顺产。否认热性惊厥、颅脑外伤及感染性疾病等病史，否认癫痫家族史。

【体格检查】

生命体征平稳。内科查体：未触及皮下结节，心、肺、腹未查及异常。神经内科查体：高级认知功能正常，脑神经（-），四肢肌力及肌张力正常，共济运动正常，步态正常，感觉检查正常，四肢腱反射对称存在，病理征（-），脑膜刺激征（-）。

【辅助检查】

1. 血常规、尿常规、便常规　血嗜酸性粒细胞比例7.21%，余未见异常。尿常规、便常规均在正常值范围，粪便找虫卵（-）。

2. 血清学检查　血生化（-），血清肿瘤标志物（-），血清包虫IgG抗体检测（-）。

3. 腰椎穿刺检查　脑脊液外观无色透明，脑脊液压力100mmH$_2$O，细胞计数8×10^6/L，单个核细胞0，多个核细胞0；Glu 3.3mmol/L，Cl 122.7mmol/L，Pro 517.5mg/L，LDH 13U/L，ADA 1mmol/L；脑脊液结核分枝杆菌快速分子检测（-）。

4. 神经心理量表　正常。

5. 脑电图　轻度异常脑电图。

6．头颅MRI检查　患者病程中共完成3次头颅增强MRI（图2-1～图2-3）。

7．胫腓骨X线片　未见异常（图2-4）。

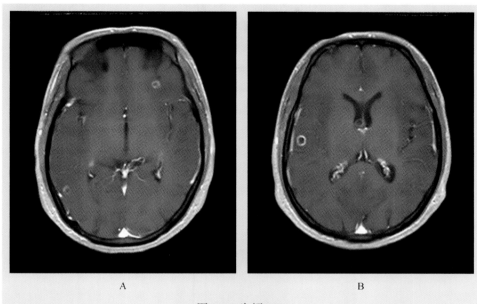

图2-1　头颅MRI

注：A.首诊（2015年7月14日）头颅MRI；B.增强MRI示颅内多发异常环形强化影。

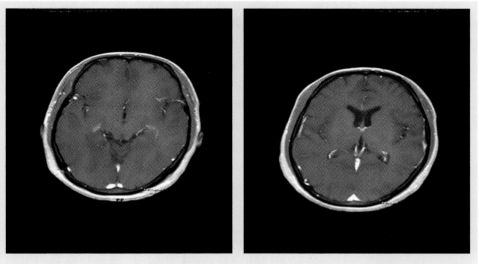

图2-2　第3个疗程头颅增强MRI显示颅内病灶较前明显减少（2015年10月12日）

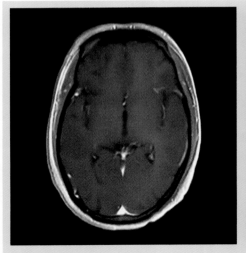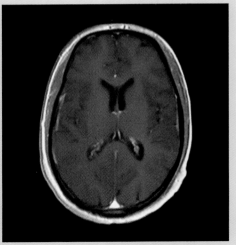

图2-3　第6个疗程头颅增强MRI显示颅内未见强化病灶（2016年1月10日）

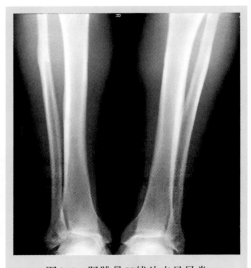

图2-4　胫腓骨X线片未见异常

【诊断】

定位诊断：患者意识丧失，肢体强直抽动，神经系统查体无异常体征，考虑广泛大脑皮质受累。

定性诊断：患者症状呈发作性，自行缓解，临床表现形式符合痫性发作，结合患者成年起病，无既往病史和家族史等特征，首先考虑继发性癫痫。患者血嗜酸性粒细胞计数增高，多提示寄生虫感染；头颅MRI提示颅内多发病灶，呈环形强化，病灶分布于皮-髓交界区，支持血行播散过程，病灶特点符合典型活动性脑囊虫病特征。完善腰椎穿刺等辅助检查，除外结核、肿瘤等其他病因。因此，最终诊断考虑脑囊虫病。

症状性癫痫
　　　　全面强直-阵挛性发作
　　　　感染性
　　脑囊虫病
　　　　脑皮质型

【治疗及随访】

1. 驱虫治疗　入院后予阿苯达唑 20mg/（kg·d），分3次口服，地塞米松10mg qd 静脉滴注，甘露醇降颅压，以及护胃黏膜、补钙等治疗，每10天为1个疗程。间隔1个月再进行第2个疗程，每3个疗程复查头颅增强MRI（图2-2）。患者第 6 个疗程后颅内病灶消失（图2-3），遂停止驱虫治疗。

2. 抗癫痫治疗　拉莫三嗪25mg qd，每周递增25mg，至50mg bid。患者驱虫治疗1个疗程后癫痫未再发作，继续规范抗癫痫治疗，随访2年癫痫无发作。

3. 健康宣教　对家属及周边生活人群进行筛查，养成良好的卫生习惯，切断传染源。

讨　论

　　癫痫是一组由脑部神经元异常过度放电所导致的突然、短暂、反复发作的中枢神经系统功能失常的慢性疾病综合征。癫痫是世界公认的最为古老的神经系统疾病之一，据世界卫生组织报告，全世界不分年龄、种族、社会地位、国家及地域范围，估计约有5000万人口受累，也是世界卫生组织定义的五大公共卫生问题之一。由于异常放电所累及的脑功能区不同，患者癫痫发作时可表现为感觉、运动、意识、精神、行为、自主神经功能障碍或兼有之。癫痫所带来的危害极大，突发疾病时可能使自身面临危险，如车祸、落水意外等，反复发作后患者脑部产生严重损伤。此外，癫痫发作不受自我控制，在公众场所发作严重影响患者心理健康，甚至产生焦虑、抑郁等心理疾病。

　　癫痫病因复杂，可以分为遗传性、结构性、代谢性、免疫性、感染性及病因不明6类，其中感染性病因包括病毒性、化脓性、结核性、寄生虫性。在寄生虫感染中，我国长江上游主要为脑型肺吸虫，中下游主要为血吸虫，北方主要为猪囊虫。

　　脑囊虫病是猪肉绦虫的幼虫寄生于颅内引起的疾病，是一种危害严重的人畜共患病，临床表现复杂多样，癫痫发作是脑囊虫病最主要的临床症状，并且可作为首发症状，甚至是唯一临床症状。人既是猪肉绦虫的终宿主（猪肉绦虫病），又是中间宿主（囊虫病）。脑囊虫病是世界各地癫痫可预防的最常见病因之一，是人类神经系统的常见感染和日益增长的公共卫生问题。在许多寄生虫流行国家，脑囊虫病约占癫痫病因的30%，在发达国家也是一个重大的健康问题。在我国，东北、华北、西北以及山东、西藏、青海等地区为脑囊虫病的高发区。

研究显示，癫痫在西藏的患病率与其他地区类似，西藏有些地方由于特殊情况患病率更高，且治疗缺口大，生活质量差，共患病患病率高。脑囊虫病也是西藏癫痫患者常见的病因。通过对我院神经内科住院的131例藏族脑囊虫患者的临床特征分析显示，男性多于女性，男女比例为2.25∶1，以青壮年为主，首发症状以癫痫和头痛多见，驱虫治疗药物主要为阿苯达唑，治疗有效率为76.92%，3次驱虫治疗有效率为92.86%，驱虫疗程超过10个疗程的患者仅5例。

　　总之，一旦发现脑囊虫病，应积极就医，规律治疗，可根除脑囊虫病达到痊愈的结果。同时加强宣教，养成良好的卫生习惯和饮食习惯是预防脑囊虫的重要措施。

（作者：卓　玛　审校：赵玉华）

参 考 文 献

［1］WHO guidelines on management of Taenia solium neurocysticercosis. Geneva：World Health Organization，2021.

［2］Qian MB，Xiao N，Li SZ，et al. Control of taeniasis and cysticercosis in China［J］. Adv Parasitol，2020，110：289-317.

［3］Yuhua Zhao，Qin Zhang，Thashi Tsering，et al. Prevalence of convulsive epilepsy and health-related quality of life of the population with convulsive epilepsy in rural areas of Tibet Autonomous Region in China：An initial survey［J］. Epilepsy Behav，2008，（12）：373-381.

［4］赵玉华，周东，张勤，等. 藏族全面性强直阵挛性癫痫患者生活质量及其影响因素的调查［J］. 临床神经病学杂志，2009，2（1）9：36-38.

［5］严静，赵玉华. 藏族脑囊虫病临床分析［J］. 西藏医药杂志，2020，41（1）：22-23.

高处坠落19小时，突发意识障碍2小时

患者，男性，25岁，藏族，牧民。

病历摘要

【主诉】

高处坠落19小时，突发意识障碍2小时。

【现病史】

患者于入院前19小时（2021年11月29日8：00）在盖房过程中从高约3米处坠落，立即感到右大腿疼痛，不能行走，否认意识障碍、头晕、头痛等症状，我院急诊完善股骨X线检查，提示右侧股骨干骨折（图2-5），当晚收入骨科病房拟行手术治疗。2小时之前突发呼之不应，急请神经内科会诊。

【既往史及家族史】

吸烟史8年，余（－）。

【体格检查】

T 36.2℃，R 23次/分，P 98次/分，BP 112/66mmHg，SpO$_2$ 90%（面罩吸氧5L/min）。右下肢骨折固定术后，局部肿胀。神经系统查体：昏迷，GCS评分6分（E2V1M3）。脑神经：眼球居中，瞳孔等大、等圆，直径5mm，对光反射稍迟钝，鼻唇沟对称，余不能配合。运动：四肢无自主活动，疼痛刺激后双上肢屈曲于胸前，下肢伸直；四肢肌张力增高，腱反射对称引出，双侧巴宾斯基征（＋）；感觉、共济运动检查不能配合。

【辅助检查】

1. 血常规 WBC 17.9×10^9/L，NEUT% 90.3%，Hb 148g/L，余（－）。

2. 血生化、血氨 均正常。

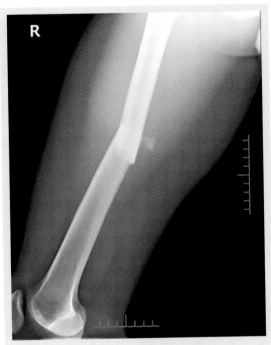

图2-5 急诊股骨X线
注：右侧股骨干骨折

3．血气分析（2021年12月2日）　pH 7.41，PO_2 69mmHg，PCO_2 32mmHg。

4．凝血功能（2021年11月29日）　D-Dimer 18.73mg/L，FDP 84.32mg/L。D-Dimer（2021年11月30日）4.30mg/L。

5．易栓症组合（2021年11月30日）　PS 53%，余正常。

6．头颅CT（2021年11月29日）　未见明显异常。

7．头颅MRI＋MRA＋DWI（2021年11月30日）　双侧半球多发点状DWI高信号，白质（深部＋胼胝体＋分水岭）＋皮质，多供血区，脑血管未见明显狭窄。

8．肺部CT＋CTPA（2021年11月30日）未见明显异常，肺部CT（2021年12月2日）可见多发小结节病灶（图2-6）。

9．双下肢静脉彩超（2021年12月1日）　双下肢可视段内未见明显异常。

10．TCD发泡试验（2021年12月1日）　无右向左分流。

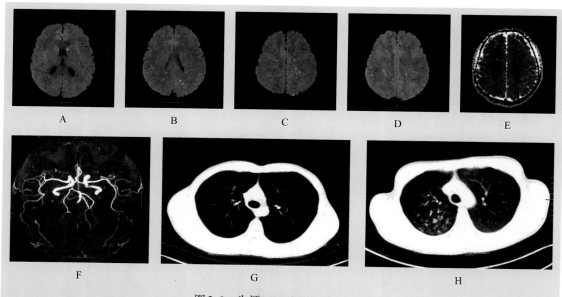

图2-6　头颅MRI＋MRA＋DWI

注：A～E.头颅MRI弥散序列（DWI）提示双侧大脑半球多发点状DWI高信号，分布于皮质及皮质下白质（深部＋胼胝体＋分水岭），呈"满天星"样改变；A、C、D上述病灶呈低信号，提示颅内多发急性脑梗死；F.头颅MRA提示颅内血管未见明显狭窄；G.昏迷当日（2021年11月30日）肺部CT＋CTPA未见明显异常；H.昏迷次日（2021年12月2日）肺部CT可见多发小结节样病灶。

【诊断】

定位诊断：意识障碍，定位于广泛大脑皮质或脑干网状结构上行激活系统。查体提示四肢强直，双上肢屈曲，双下肢伸直，呈去皮质强直，定位于广泛大脑皮质，双侧病理征阳性，定位于双侧锥体束。综上所述，定位于广泛大脑皮质及皮质下损害。患者影像提示双侧大脑半球皮质及皮质下多发点状DWI高信号，与临床定位基本符合。

定性诊断：患者青年男性，急性起病，右下肢骨折后突发意识障碍，定位诊断提示广泛大脑皮质或皮质下损害。从意识障碍病因方面需考虑弥漫性脑功能障碍（如代谢性、中毒性、低氧血症、休克等）、脑部病变（如脑血管病、癫痫发作、外伤等）及精神心理因素（如癔症发作等）。患者完善血气分析、电解质、血氨等辅助检查，基本排除代谢性因素等，结合头颅MRI，考虑急性缺血性卒中明确。急性缺血性病因方面，患者青年起病，骨折病史，无高血压等常见危险因素，头颅MRI提示双侧半球多个供血区点状梗死病灶，MRA未见颅内血管狭窄，D-Dimer水平增高，需考虑心源性栓塞、高凝状态、脂肪栓塞等特殊病因。完善心脏检查除外心源性病因，高凝筛查未见明显异常，因此卒中病因首先考虑脑脂肪栓塞，头颅DWI序列"满天星"样改变也是脑脂肪栓塞的典型影像特征。结合患者后期出现低氧血症、贫血、发热、肺部病变，提示合并肺部等全身脂肪栓塞表现，考虑脂肪栓塞综合征诊断明确。

【最终诊断】

脂肪栓塞综合征

右侧股骨干骨折

【治疗及随访】

完善检查后考虑脂肪栓塞可能性大，给予低分子量肝素4000U，皮下注射，q12h。并密切监测生命体征、肺部情况、意识障碍及神经系统体征的变化。患者出现发热、呼吸急促伴血氧进行性下降，转入ICU予以呼吸机辅助呼吸、抗感染、降低颅内压等对症治疗，并继续抗凝治疗。经治疗后，患者呼吸及意识状况逐渐好转，停止呼吸机辅助呼吸，意识障碍好转，转入普通病房，行右侧股骨干粉碎性骨折切开复位髓内钉固定术＋同种异体骨粉植骨术。治疗20余天后神经系统评估：GCS评分15分，无神经系统局灶体征，NIHSS 0分。复查头颅MRI提示无新发梗死病灶，Flair序列显示多发白质点状高信号，SWI提示双侧大脑半球多发低信号，提示微出血，符合脑脂肪栓塞表现（图2-7）。停用低分子量肝素抗凝治疗后出院，随访3个月无脑卒中复发。

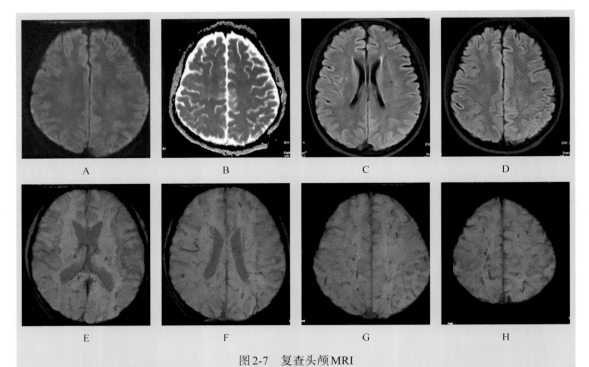

图2-7 复查头颅MRI

注：A、B. DWI序列提示无新发梗死病灶；C、D. Flair序列提示多发白质点状高信号，无新发梗死病灶；E～H. SWI序列提示双侧大脑半球多发点状低信号，提示多发微出血，符合脑脂肪栓塞表现。

讨　　论

　　脂肪栓塞综合征（fat embolism syndrome，FES）是一种罕见疾病，是骨折等损伤将脂肪释放至血液循环中，导致肺部、脑部和全身症状的临床综合征，严重者可导致呼吸衰竭、意识障碍和死亡。FES诊断困难，需要及时识别，以便尽早开始支持性治疗。几乎所有FES病例都是由长骨和骨盆骨折导致（骨髓的脂肪含量较高），也有少部分病例与其他创伤和手术（如美容手术）有关。FES好发于男性，10～40岁者发病率较高。其发病机制尚不清楚，目前存在两种理论：一种是机械理论，即脂肪球通过受创伤破坏的组织（通常是骨髓或脂肪组织）进入血流而形成脂肪栓子；另一种是生化理论，即循环脂肪（如乳糜微粒、输注的脂质或源于骨髓的脂肪）产生的毒性中间体引起炎症。许多病例可能都是这两种机制同时作用的结果。FES通常在初始损伤的24～72小时后出现。FES患者可出现典型三联征：低氧血症、神经系统异常和瘀点状皮疹。此外，患者还会出现发热、贫血、脂肪尿、凝血功能异常、低血压及休克等表现。但这些症状都不是FES的特异表现。怀疑FES时应行胸部影像学检查，通常为胸部X线和／或CT，大多数患者X线胸片正常，胸部CT可以正常，也可出现边界清晰的双侧磨玻璃影或边界不清的小叶中央结节。有神经症状时应行脑部CT或MRI检查，头颅MRI可能会在DWI序列中呈弥散性点状高信号病灶的"满天星"样改变，其与临床神经系统损伤程度相一致。近期有研究发现，SWI序列的多发微出血也是脂肪栓塞的常见影像变现，结合DWI和SWI的特征性改变有助于早期诊断脑脂肪栓塞。FES的诊断主要依靠临床诊断，即适当的临床情况下（骨折等）出现典型三联征：低氧血症、神经系统异常和瘀点状皮疹。但症状不具有特异性，并且出现皮疹的病例不到半数，因此更多患者需要排除其他疾病，如羊水栓塞、肿瘤栓塞等。FES尚无根治性治疗方法，一般是采用支持性措施处理并等待患者自行恢复。抗凝治疗、糖皮质激素治疗的效果均没有得到明确的研究证据支持。FES患者多数可完全恢复。大多数病例的临床表现短暂且完全可逆，通常在数日内恢复，不过严重FES的临床特征可能持续1周以上。FES的死亡率为5%～15%，死亡原因通常与重度呼吸衰竭、难治性休克或脑死亡有关。

西藏自治区具有特殊的地理地貌，地形复杂，各种高坠损伤、交通意外创伤高发，因此由各种创伤继发的神经系统病变较为常见，神经科医生应熟悉并掌握各种创伤所致的神经系统病变的临床及影像表现，及时识别，尽早治疗，避免患者出现更严重的功能残疾或死亡。本例患者骨折后出现神经系统症状，早期缺乏肺部和皮肤表现，此时诊断更为困难。神经内科医生结合患者骨折等病史及特征性的头颅MRI影像学改变，当日即作出FES这一罕见疾病的诊断，体现了对骨折罕见神经系统并发症的诊治能力。此后还提示骨科医生密切监测患者肺部及皮肤等系统改变，一方面对诊断有辅助作用，另一方面有助于早期发现低氧血症等可能危及患者生命的情况，给予早期支持治疗。经过神经内科、骨科、ICU及放射科等多个科室密切协作，成功救治患者。

脑卒中是一类严重威胁人类健康的疾病，已经成为我国居民死亡和致残的第一位原因。近年来，青年缺血性脑卒中的发病率呈逐渐升高的趋势，青年脑卒中已经成为危害我国青年人群生命健康的重要因素。西藏自治区地处高海拔地区，藏族居民在饮食习惯、生活方式、疾病控制及遗传因素上均与平原地区汉族居民存在显著差异。近几年，在西藏自治区人民医院病房收治的青年脑卒中数量逐年增加，西藏自治区人民医院神经内科在2013～2021年共收治212名青年缺血性脑卒中患者，提示西藏自治区青年脑卒中有上升趋势。青年缺血性脑卒中患者的病因复杂，危险因素多样化，诊断困难。2019年西藏自治区人民医院脑卒中中心成立后，在组团式医疗援藏专家们的技术支持和帮扶下，医院的脑卒中诊治能力有了长足进步，在脑卒中绿色通道救治方面已能够完成静脉溶栓、动脉取栓等急性期治疗。另外，在脑卒中病因诊断方面也有了明显进步，已诊断多个少见、罕见病因的脑卒中，如脂肪栓塞、内囊预警综合征、脑动脉夹层、烟雾病、可逆性脑血管收缩综合征等。未来还需针对西藏自治区低氧、高血红蛋白等特殊脑卒中危险因素进行细致研究，制订高原特色的脑卒中防治策略，改善西藏自治区脑卒中患者的预后，减轻疾病负担。

（作者：次　央　审校：周立新）

参 考 文 献

[1] Kadar A，Shah VS，Mendoza DP，et al. Case 39-2021：A 26-year-old woman with respiratory failure and altered mental status [J]. N Engl J Med，2021，385（26）：2464-2474.

[2] Godoy DA，Di Napoli M，Rabinstein AA. Cerebral fat embolism：recognition，complications，and prognosis [J]. Neurocrit Care，2018，29（3）：358-365.

[3] Vetrugno L，Bignami E，Deana C，et al. Cerebral fat embolism after traumatic bone fractures：a structured literature review and analysis of published case reports [J]. Scand J Trauma Resusc Emerg Med，2021，29（1）：47.

[4] Kosova E，Bergmark B，Piazza G. Fat embolism syndrome [J]. Circulation，2015，131（3）：317-320.

[5] 张涛，赵玉华，郝渝，等. 拉萨地区脑卒中464例分析 [J]. 中华神经科杂志，2015，48（10）：861-865.

3　呼吸内科

胸痛伴呼吸困难1个月

患者，女性，67岁，藏族。

病历摘要

【主诉】

胸痛伴呼吸困难1个月。

【现病史】

患者1个月前无明显诱因出现胸痛，疼痛与呼吸相关，伴呼吸困难，在当地县医院及市医院住院治疗，治疗期间发现血小板计数降低，最低降至0×10^9/L，症状未见好转。3天前就诊我院急诊，完善相关检查提示左右肺动脉主干、右心房及双下肢静脉血栓，PLT 19×10^9/L，收住入院。

【既往史及家族史】

4年前输注青霉素出现呼吸困难、血压下降。否认高血压病史。

【体格检查】

BP 112/88mmHg，R 28次/分，P 88次/分，SpO_2 95%（鼻导管吸氧 3L/min）。意识清楚。双肺未闻及干湿啰音。HR 88次/分，律齐，$P_2 > A_2$。左下肢轻度水肿。余未见明显异常。

【辅助检查】

1. 血常规　PLT 15×10^9/L，Hb 125g/L。

2. 外周血涂片　白细胞总数无明显改变，粒细胞比例偏高，成熟红细胞形态无明显改变，计数100个细胞未见有核红细胞。淋巴细胞比例偏低，血小板少见。

3. 血生化检查　Cr 52μmol/L，ALT 19U/L，AST 62U/L，Alb 27.9g/L，hs-CRP 52.87mg/L（正常参考值：0 ～ 5.00mg/L）。

4. 心肌酶谱　TnI 0.002ng/ml（正常参考值：0 ～ 0.56ng/ml），BNP 110.8pg/ml（正常参考值：0 ～ 100pg/ml）。

5. 凝血指标　D-Dimer 31.28mg/L，FDP ＞ 150mg/L，APTT 40.3s，Fbg 3.86g/L，蛋白C、蛋白S检测未见异常。

6. 免疫指标　狼疮抗凝物1.4%，抗β_2 GP1 86.38 RU/ml，ACA（IgG型）22.84AU/ml；抗核小体抗体弱阳性，抗核糖体抗体弱阳性。

7. 肿瘤感染指标 结核、肿瘤筛查均阴性。

8. 肺动脉CTA（2021年11月26日） 见图3-1。

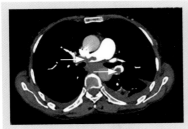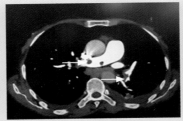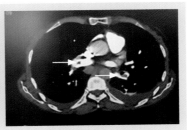

图3-1 肺动脉CTA

注：左右肺动脉主干、双肺动脉分支内多发充盈缺损（箭头所示）。

9. 超声心动图 右心室增大（右心室内径25mm），室壁运动协调，右心房内中高回声（范围约2.8cm×3.3cm），肺动脉收缩压78mmHg。

10. 双下肢血管彩超 左下肢深静脉及右侧大隐静脉血栓形成，双下肢动脉粥样硬化伴斑块形成。

【诊断】

急性肺栓塞（高危）

抗磷脂综合征

左下肢深静脉血栓形成

右下肢大隐静脉血栓形成

右心房血栓

双下肢动脉粥样硬化伴斑块形成

【治疗与随访】

入院后给予以人免疫球蛋白升血小板，低分子量肝素2000IU qd 皮下注射抗凝治疗。入院后3天患者出现呼吸急促，胸痛加重，查体：HR 130次/分，BP 94/66mmHg，SpO_2 50%（面罩吸氧8L/min）。急诊介入下行双侧肺动脉造影术＋溶栓术＋血栓抽吸术＋下腔静脉滤器置入术（图3-2），术后患者胸痛症状缓解，监测BP 128/74mmHg，SpO_2 92%（面罩吸氧3L/min），复查肺动脉CTA：双侧肺动脉主干血栓明显减少，左肺下叶基底干肺动脉仍有少量血栓；术后予以低分子量肝素抗凝，后过渡到华法林抗凝；甲泼尼龙40mg qd 口服（每2周减2mg）＋羟氯喹0.2g bid 口服对症治疗。

出院后华法林抗凝治疗，3个月后患者出现左侧睑结膜出血及血尿，我院急诊完善凝血功能：APTT 64.6s，INR 16.3，立即停用华法林，予以维生素K_1 皮下注射后，隔日尿色正常，复查凝血功能：APTT 37.2s，INR 2.95，收入院复查下肢静脉血栓及肺动脉血栓完全吸收，予以低分子量肝素治疗1个月，治疗期间血小板计数逐渐下降，D-Dimer水平升高，且患者出现双下肢瘀斑，经全院会诊后，考虑不排除肝素诱导的血小板减少症（heparin induced thrombocytopenia，HIT）可能性，送检HIT相关IgG抗

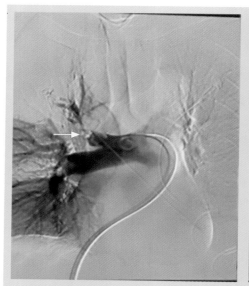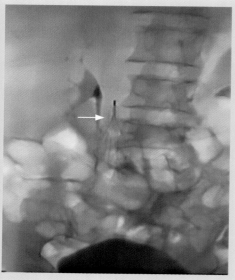

图3-2 （2021年12月2日）介入下取栓及置入下腔静脉滤器（箭头所示）

体，停低分子量肝素改为磺达肝葵钠继续抗凝，后期继续过渡到口服华法林，7天后血小板计数上升至正常。

讨　论

抗磷脂综合征（antiphospholipid syndrome，APS）是一种非炎症性自身免疫性疾病，临床上以动脉/静脉血栓形成、病态妊娠（妊娠早期流产和中晚期死胎）及血小板减少等症状为表现，APS合并肺栓塞（pulmonary embolism，PE）较为罕见。本例患者入院前血小板减少，血小板减少对PE的抗凝、溶栓甚至介入取栓治疗均有影响，故寻找血小板减少的原因尤为重要。患者肿瘤筛查阴性，入院前未使用肝素类药物，狼疮抗凝物水平升高，不排除APS，予以丙种球蛋白升血小板，血小板计数明显升高，证明治疗有效；入院后出现血流动力学不稳定，需立即采取再灌注治疗；因患者存在APS，后期血栓容易复发，已发生大面积肺栓塞，尽管抗凝治疗后血栓负荷明显降低，但存在再发PE的风险，介入安置下腔静脉滤器，可减少深静脉血栓形成再次导致PE反复发生，且本例患者急诊介入及时；若采取溶栓治疗，血小板计数降低为相对禁忌证，且患者病史已超出14天的最佳溶栓时间窗，溶栓效果不明确但出血风险明显增加。治疗剂量的低分子量肝素和随后的华法林是首次或复发性APS相关静脉血栓事件的一线治疗，对于首次出现静脉血栓栓塞症的APS患者，建议终身抗凝。HIT以血小板计数降低，伴血栓形成（HIT）或不伴血栓形成（孤立HIT）为主要临床表现。临床采用4Ts

评分，本例患者4Ts 为7分，但完善IgG抗体检测，结果为阴性，诊断HIT不明确，但建议患者后期避免使用肝素类抗凝药。

（作者：邱桂川　审校：美朗曲措　程　渊）

参 考 文 献

［1］中华医学会呼吸病学分会肺栓塞与肺血管病学组，中国医师协会呼吸医师分会肺栓塞与肺血管病工作委员会，全国肺栓塞与肺血管病防治协作组．肺血栓栓塞症诊治与预防指南［J］．中华医学杂志，2018，98（14）：1060-1087．

［2］杨静静，曾玉兰，董凌莉，等．抗磷脂综合征合并肺栓塞7例临床特点分析［J］．临床内科杂志，2019，36（4）：254-257．

［3］Limper M，de Leeuw K，Lely AT，et al．Diagnosing and treating antiphospholipid syndrome：a consensus paper［J］．Neth J Med，2019，77（3）：98-108．

［4］中国医师协会心血管内科医师分会血栓防治专业委员会，《中华医学杂志》编辑委员会．肝素诱导的血小板减少症中国专家共识（2017）［J］．中华医学杂志，2018，98（6）：408-417．

4 消化内科

上腹部疼痛伴巩膜黄染4天

患者，男性，51岁，藏族，农民。

病历摘要

【主诉】

上腹部疼痛伴巩膜黄染4天。

【现病史】

患者4天前无明显诱因出现上腹部疼痛，疼痛剧烈，伴巩膜黄染及尿液颜色加深，无放射痛，无恶心、呕吐，无寒战、发热等症状。就诊于我院急诊，行腹部超声：肝内钙化灶；胆总管内径稍增宽，管腔内透声差；胰腺回声不均匀，胰周条状无回声，考虑渗出改变。急诊给予抗感染、补液等对症治疗后，症状无明显缓解，拟急诊行经内镜逆行性胆胰管成像（ERCP）收住院。

【既往史及家族史】

2012年在外院行"胆囊切除术＋胆总管探查术"。否认肝炎、结核病史。否认吸烟史，有10年饮酒史，以青稞酒为主，世居高原。

【体格检查】

急性痛苦病容，神志清楚，巩膜黄染。腹软，未见肠型及蠕动波，上腹部正中旁可见长约6cm陈旧性手术瘢痕，右上腹可见两处陈旧性引流管瘢痕，右上腹及剑突下压痛（＋），无反跳痛，Murphy征阴性，肝区叩击痛阳性，移动性浊音（－），肠鸣音3次/分，未闻及气过水声及高调金属音。

【辅助检查】

1. 血常规 WBC 17.18×10^9/L，NEUT% 94.81%，RBC 5.57×10^{12}/L，Hb 174g/L，PLT 207×10^9/L。

2. 生化检查 ALT 519U/L，AST 811U/L，TBil 73.50μmol/L，DBil 51.55μmol/L，IBil 21.95μmol/L，血 AMY 1927U/L。

3. 肿瘤标志物 AFP 1.66 U/ml，CEA 1.50ng/ml，CA125 383.80U/ml，CA19-9 54.67U/L。

4. 腹部超声 肝内钙化灶；胆总管内径稍增宽，管腔内透声差；胰腺回声不均匀，胰周条状无回声，考虑渗出改变。

5．腹部CT　肝内外胆管扩张，胆总管下段密度欠均匀；脾胰间隙、左侧结肠旁沟及胰腺周边渗出影，胰腺炎待除外；脾周少量积液；左肾小囊肿；肝内钙化灶（图4-1）。

6．腹部MRI＋MRCP　考虑胆总管内充满结石，左、右肝管内结石，急性胰腺炎；局部Glisson鞘稍增宽；双肾周围渗出性改变，左侧壶腹型肾盂（图4-2）。

7．ERCP　十二指肠镜下可见胆总管绦虫钻入；术中插管造影提示胆总管扩张，胆总管中段可见约0.8cm×0.6cm椭圆形充盈缺损，下段条状充盈缺损（图4-3）。

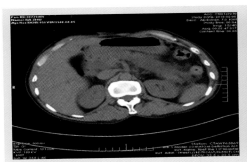
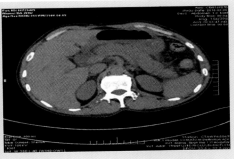

图4-1　急诊腹部CT

注：提示肝内外胆管扩张，胆总管下段密度欠均匀。

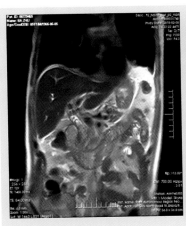
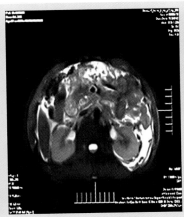
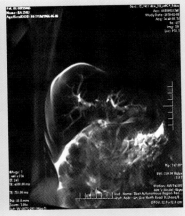

图4-2　急诊腹部MRI＋MRCP

注：提示胆总管内充满型结石，左、右肝管内结石。

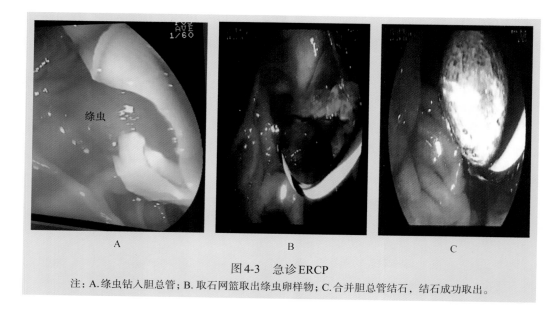

图4-3　急诊ERCP

注：A.绦虫钻入胆总管；B.取石网篮取出绦虫卵样物；C.合并胆总管结石，结石成功取出。

【诊断】

胆总管结石

胆道绦虫病

急性胆源性胰腺炎

急性胆管炎

胆囊切除术后

【治疗及随访】

患者急诊抗感染、补液对症后症状缓解不明显，腹痛加剧，考虑合并胆源性胰腺炎、急性胆管炎，遂急诊行ERCP，并用鼠齿钳、圈套器取出胆总管内绦虫。用取石网篮、球囊取出一枚结石及长条状绦虫虫卵样物。再次行造影检查未见明显异常，放置鼻胆管引流胆汁。患者腹痛症状迅速缓解，感染指标均下降，黄疸消退，胰腺炎好转出院。随访1年患者肝功能正常，影像学检查未见异常。

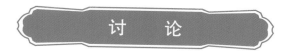

讨　　论

绦虫在国内分布很广，多见于少数民族地区。造成绦虫病感染流行的因素有：①食用生食。生熟食物共用砧板。②猪成群放养，吞食粪便机会多。牛带绦虫所致的绦虫病在青藏高原较为常见。如果卫生条件差，牧区被患者粪便中的虫卵污染，牛随后可能感染牛囊尾蚴。摄入生的或未熟透的受感染的肉会使人患病，成年患者大多没有症状或仅有轻微的症状，多数患者只有在粪便中看到节片时才会意识到绦虫感染。

与蛔虫不同，绦虫通过十二指肠乳头进入胆道的情况非常罕见。事实上，很少有关于绦虫引起急性胰腺炎或胆管炎的病例报告。寄生虫引起的胆胰疾病很难诊断。MRI可能是诊断胆道绦虫感染的非常有用的工具。在本例患者中，MRI显示胆管内不规则的带状充盈缺损，与结石或肿块的征象完全不同，与肝片吸虫和蛔虫感染的征象也不同。

ERCP是诊断和治疗胆道寄生虫感染非常有用的工具。ERCP除可以明确胆总管内寄生虫情况外，还可以直接去除蠕虫，放置引流管，迅速缓解症状。在本例患者中，在胃及十二指肠均观察到绦虫虫体，部分进入胆总管，与结石共同导致急性胆管炎和急性胆源性胰腺炎的发生。ERCP下取出寄生虫时，虫体表面光滑的结构和黏液增加了操作难度。半开放的取石网篮可用于取出虫体。本例患者也是使用取石网篮和球囊取出了部分虫体，在取出过程中，由于绦虫虫体过长，不可避免会导致虫体断裂。由于很难确定牛带绦虫的头节已经取出，因此，在ERCP术后进行驱虫治疗是必要的，以免将活体绦虫头节遗留在胆总管中导致疾病复发。值得注意的是，驱虫过程中要放置鼻胆管，保证胆总管引流畅通，避免虫体阻塞胆总管。

总之，在绦虫病高发区，如果患了急性胆管炎或急性胆源性胰腺炎，除外结石或肿瘤后，应警惕寄生虫感染。除常规药物和ERCP治疗外，驱虫治疗是预防疾病复发的关键。

（作者：扎　西　审校：曹　珊）

参 考 文 献

［1］房琦. 青藏高原地区棘球蚴病流行现状及影响因素分析［D］. 中国疾病预防控制中心，2014.

［2］王旭，左清秋，余晴，等. 青海省玉树市人群定居点周围小型啮齿类动物种群动态及棘球绦虫感染调查［J］. 中国血吸虫病防治杂志，2021，33（4）：346-352.

［3］Dhesi B，Karia SJ，Adab N，et al. Imaging in neurocysticercosis［J］. Pract Neurol，2015，15（2）：135-137.

腹痛伴呕吐6天

患者，男性，33岁，藏族，牧民。

病历摘要

【主诉】

腹痛伴呕吐6天。

【现病史】

患者于6天前进油腻食物后出现腹痛，以剑突下为主，呈持续性绞痛，放射至腰背部，伴腹胀、恶心、呕吐，呕吐物初为胃内容物，后为胆汁，呕吐后腹痛不缓解。自诉发热（具体不详）、盗汗，无腹泻、寒战、尿液颜色加深等不适。就诊于那曲市人民医院，完善检查：WBC $16×10^9$/L，NEUT% 92.8%，PCT 1.69ng/ml，CRP 317.2mg/L；血AMY 14 710U/L，LIP 1269.1U/L。腹部CT提示急性胰腺炎改变；考虑重症急性胰腺炎，给予禁食、胃肠减压、抑酸、抑制胰酶分泌、镇痛等对症治疗后（具体不详），自诉腹痛有所缓解，为求进一步诊治就诊于我院急诊。急诊诊断为急性胰腺炎，给予亚胺培南抗感染、生长抑素抑制胰酶分泌、补液等对症治疗，患者腹痛症状好转，以急性胰腺炎收入我科。

【既往史及家族史】

2003年于那曲市人民医院行胆囊切除术＋肝包虫手术。否认乙型病毒性肝炎、结核等传染病病史及接触史；否认冠心病、高血压、糖尿病等慢性病病史；否认外伤、输血史；否认食物、药物过敏史；否认吸烟、饮酒史。世居西藏。

【体格检查】

急性病容，神志清楚，精神差。巩膜黄染。腹部膨隆，中上腹正中及右下腹可见手术瘢痕，全腹压痛阳性，以左上腹明显，Murphy征阴性，移动性浊音阴性，肠鸣音减弱。双下肢无水肿。

【辅助检查】

1. 血常规　WBC $10.1×10^9$/L，NEUT% 91%。

2. 血生化检查　ALT 60U/L，TBil 44.6μmol/L，DBil 18.5μmol/L，LIP 4640U/L，血AMY 358U/L，CRP 269.92mg/L，K 3.3mmol/L，Na 129mmol/L，Glu 8.6mmol/L。

3. 血气分析　pH 7.45，细胞外碱剩余 -4mmol/L，氧饱和度92%。

4. 胸腹部CT　胰腺体局部坏死，胰腺体部假性囊肿；肝左叶术后改变，肝左叶术区包块伴钙化，残余包虫？胆囊未见显示；右肺中叶、左肺上叶舌段及双肺下叶渗出性病变伴局部膨胀不全，左肺下叶部分肺组织实变，左侧胸腔少量积液伴邻近肺组织膨胀不全；心影增大，心包积液。

5. 腹部MRI＋MRCP（图4-4、图4-5）肝左叶缺如，肝内异常信号包块影，考虑肝包虫；胆总管多发结石，肝管、胆总管扩张；胰腺改变，考虑急性胰腺炎，胰腺假性囊肿，脾大。

6. ERCP（图4-6、图4-7）经十二指肠主乳头插管后，胆管造影提示胆总管扩张至2cm，胆管可见线状、波浪状改变，圆形、卵圆形、长条状充盈缺损。

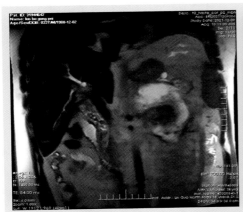
图4-4 腹部MRI

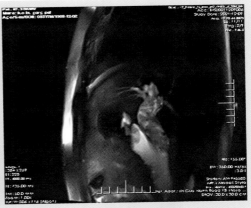
图4-5 腹部MRCP

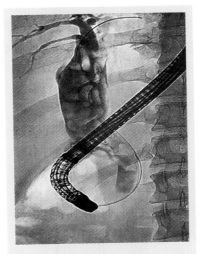
图4-6 ERCP
注：胆总管扩张，胆管可见线状、波浪状改变，长条状充盈缺损。

【诊断】

胆总管包虫病

重症急性胰腺炎

　胰腺假性囊肿

胆囊切除术后

肝包虫病术后

【治疗及随访】

患者入院后经禁食、胃肠减压、抗感染、抑制胰液分泌、补液对症后症状缓解不明显，住院期间腹痛加剧，考虑重症急性胰腺炎、胆总管多发充盈缺损、胆总管扩张，合并急性胆管炎，遂行ERCP，乳头肌切开后，用取石网篮、取石球囊取出包囊及囊膜（图4-7），用生理盐水反复冲洗胆道，阻塞造影后胆管未见明显充盈缺损，并放置鼻胆管引流胆汁。术后患者腹痛症状迅速缓解，感染指标均下降，黄疸消退，胰腺炎好转出院。随访半年患者生化指标、感染指标正常。嘱定期复查影像学检查。

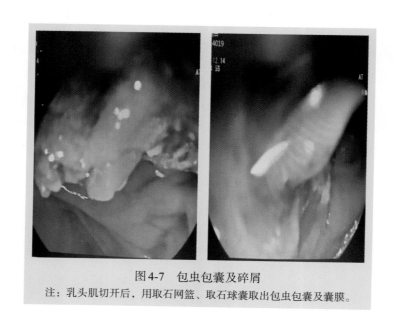

图4-7　包虫包囊及碎屑

注：乳头肌切开后，用取石网篮、取石球囊取出包虫包囊及囊膜。

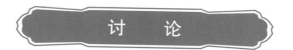

讨　　论

包虫病是一种人畜共患性寄生虫病，由人类感染棘球绦虫的幼虫所致，故又称棘球蚴病。棘球绦虫有两个宿主：成年绦虫通常存在于狗（终宿主）体内，羊、牛、猪等家畜通常是中间宿主。人通过接触被终宿主狗的粪便污染的食物或水等粪–口途径被感染。当人摄入被虫卵污染的食物后，卵内的六钩蚴在肠道内孵出，钻入肠壁，经血循环至肝、肺等组织器官发育成棘球蚴损害肝、肺、脑及骨骼等器官和组织。其中泡型包虫病患者若不及时治疗，10年病死率可达94%，故又被称"虫癌"。肝包虫病是临床上最常见的一种包虫病，在大约1/4的病例中，包囊可破入胆管，导致梗阻性黄疸。包囊的内容物（头节和子代包囊）流入胆管后可导致间歇性或完全性胆道梗阻，进而导致梗阻性黄疸、胆管炎，有时甚至导致胆管化脓性感染。胆管内包虫囊破裂偶可见诱发急性胰腺炎。包虫病在我国西藏、四川、青海、甘肃、新疆等西部农牧区均有分布，其中西藏包虫病流行范围广，74个县、区均有流行，是农牧民因病致贫、返贫的重要原因之一。同时，西藏包虫病罹患人数多，中间宿主多源，防控困难。胆总管包虫病是肝包虫病并发胆道感染和破入胆道而形成的一种寄生虫病。

内镜干预治疗主要用于包囊破裂入胆道或外科术后出现胆道并发症等情况。包囊破裂入胆道是肝包膜囊肿常见的严重并发症，适宜用ERCP进行诊疗。十二指肠镜检查有时可在十二指肠肠腔或乳头开口处发现白色的、闪光的包膜。胆管造影时，残留包囊膜的显影特点为：①层状包膜表现为丝状、线状、波浪状改变；②漂浮的子囊表现为圆形或卵圆形的充盈缺损；③可见棕色的、较厚的、形状不规则的物质。在伴有梗阻性黄疸或胆管炎的患者中，可使用取石网篮或球囊取出包囊或囊膜，胆道括约肌切开术后的操作更容易。

（作者：扎　西　审校：曹　珊）

参 考 文 献

［1］周智德，李党生，彭顺舟，等. 西藏自治区肝包虫病内囊摘除术80例报告［J］. 中华普通外科杂志，2002，17（9）：551-552.

［2］潘阳林，郭学刚，译. 热带寄生虫感染. ERCP内镜逆行胰胆管造影［M］. 3版. 北京：中国科学技术出版社，2021.

［3］赵敬权，黄亚梅，欧阳斌. 高原地区肝包虫病217例诊治体会［J］. 世界最新医学信息文摘，2019，19（42）：251.

［4］原文聪，何桥，任利，等. 内镜逆行性胰胆管造影在肝包虫病胆管并发症中的诊疗进展［J］. 实用医院临床杂志，2022，19（2）：196-199.

［5］郭学刚，吴开春，主译. 寄生虫感染. ERCP内镜逆行胰胆管造影［M］. 2版. 北京：人民军医出版社，2015.

5 肾脏内科

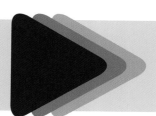

血液透析2个月，透析导管功能不良7天

患者，男性，57岁，藏族，退休。

病历摘要

【主诉】
血液透析2个月，透析导管功能不良7天。

【现病史】
患者2个月前出现双下肢水肿伴活动后气促，就诊于四川大学华西医院，诊断糖尿病肾病（CKD-5期），给予控制血压、控制血糖、利尿对症治疗后好转，并先后行左、右前臂动静脉内瘘手术，内瘘成熟失败。因双下肢水肿复发就诊于我院继续给予降压、降糖、利尿等对症后症状无好转，给予右侧颈内静脉带涤纶套导管（CUFF导管）置入，并规律进行血液透析治疗（每周3次），病情好转后出院。7天前因透析时导管血流量欠佳，动脉端流量140～180ml/min，无法满足充分透析要求，门诊以"右颈内静脉长期导管功能不良"收入我科，拟行人工动静脉内瘘术。

【既往史及家族史】
1993年于我院行肠道手术（具体不详）。2004年诊断糖尿病、高血压，口服药物治疗（具体不详），自诉血糖血压控制尚可（具体不详）。2019年于广东省人民医院行结肠癌造瘘术。

【体格检查】
BP 150/74mmHg。贫血貌，双眼结膜轻度苍白。右侧锁骨下可见长期静脉置管，固定可。双肺未闻及明显干湿啰音。心率72次/分，各瓣膜听诊区未闻及病理性杂音。腹平软，右侧腹部可见长约12cm手术瘢痕，左侧下腹部可见造瘘袋，其中可见墨绿色大便；剑突下深压痛阳性，无反跳痛。双膝关节以下轻度凹陷性水肿。双前臂可见陈旧性手术瘢痕，术口处未闻及血管杂音，双上肢浅静脉显示不清。

【辅助检查】
1. 血常规　WBC 6.5×10^9/L，Hb 127g/L，PLT 172×10^9/L。
2. 血生化检查　BUN 13.93mmol/L，Cr 526μmol/L，总二氧化碳21.8mmol/L，UA 305μmol/L，Cys C 5.670mg/L，GFR 10ml/min，Glu 4.3mmol/L，K 4.0mmol/L，Na 142mmol/L，Cl 108mmol/L，Ca 2.10mmol/L，无机磷酸盐1.16mmol/L。

3．左上肢血管彩超　左上肢肱动脉内径约0.37cm，PSV 86.2cm/s。肱静脉内径约0.28cm，头静脉远心端内径约0.15cm，管壁增厚，管腔变窄，近心端显示不清；尺动脉内径约0.13cm，管腔内可见散在强回声斑块影。CDFI：其内血流变细。左上肢桡动静脉、贵要静脉、头静脉显示不清。

【诊断】

糖尿病肾病（CKD-5D期）

　　维持性血液透析

右颈内静脉带隧道和涤纶套导管功能不良

高血压病（3级，极高危）

2型糖尿病

　　双眼糖尿病视网膜病变

结肠癌造瘘术后

【治疗及随访】

患者基础疾病为糖尿病、高血压，处于规律血液透析状态。现有透析通路为右侧颈内带涤纶套导管，但导管流量欠佳，且不推荐导管作为永久通路。另外，患者因自身血管条件差，自体动静脉内瘘成熟失败。我科血管通路团队评估前臂血管后，认为建立人工血管动静脉内瘘为最佳方案。与患者及家属充分沟通后，2021年9月9日在局部麻醉下行左前臂人工血管动静脉内瘘术。局部麻醉成功后在肘部做手术切口，找到肱动脉及肱静脉，并游离出约1cm（图5-1），在游离的肱动脉处做一约4mm纵行切口，将人工血管动脉端端侧吻合于肱动脉处，前臂并做U形隧道，将人工血管置于前臂（图5-2），在游离的肱静脉处做一纵行切口约6mm，将人工血管静脉端修剪并端侧吻合于肱静脉，松开肱动脉处血管阻断器，排出人工血管内空气，再松开肱静脉血管阻断器，见人工血管内瘘震颤明显，关闭术口。手术过程顺利。

1个月后随访患者，见人工血管动静脉内瘘侧肢体肿胀消失，震颤及杂音明显，人工血管走行清晰（图5-3），血流量约670ml/min，完全满足透析。动脉端及静脉端标识清楚后，护士穿刺无异常后拔除右颈内静脉长期导管。术后规律3个月、6个月随访，人工血管通畅，未见相关并发症发生。

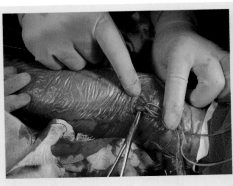 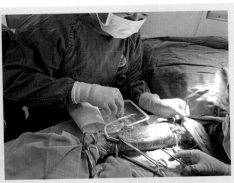

图5-1　分离血管　　　　　　　　　图5-2　放置人工血管

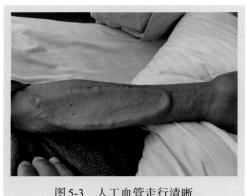

图5-3　人工血管走行清晰

讨　论

　　慢性肾衰竭血液透析患者的血管通路是其赖以生存的生命线。《中国血液透析用血管通路专家共识》（第2版）提出，自体动静脉瘘（AVF）是血管通路的首选，次选为移植血管动静脉瘘（AVG），中心静脉导管（CVC）应作为最后的选择。目前西藏自治区约有700名血液透析患者，使用通路类型占比约为AVF 68.3%，AVG 1.6%，CVC 30.1%，对比理想目标值AVF＞80%、TCC（带隧道和涤纶套的透析导管）＜10%还有较大的差距，尤其是AVG占比最低。究其原因考虑主要为：①对使用CVC导致中心静脉狭窄或闭塞病变的严重性认识不足；②移植物动静脉瘘手术操作技术要求较高、创伤较大、费用较高，术后管理要求高。近年来，随着血液透析患者寿命显著延长、患者血液透析年限不断增加，自体动静脉内瘘反复失功，加之老年患者、糖尿病患者占比增加，导致出藏行人工血管动静脉内瘘手术的患者日趋增多。因此，移植物动静脉瘘手术急需在西藏自治区开展并推广普及。面对现状，我科多次选派科内骨干医生去外地进修学习，顺利地开展人工血管动静脉内瘘手术，有效地保障了西藏自治区血液透析患者复杂疑难通路的建立，减少了血液透析患者因通路问题出藏就诊的概率。

（作者：李国梁　审校：阿　勇　次仁罗布）

参 考 文 献

［1］金其庄，王玉柱，叶朝阳，等. 中国血液透析用血管通路专家共识（第2版）［J］. 中国血液净化，2019，18（6）：365-381.

［2］吴圣俊，施娅雪. 人工血管动静脉内瘘术的临床应用［J］. 临床外科杂志，2015，23（8）：570-573.

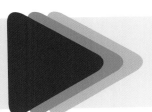

尿中泡沫增多2年，水肿10天

患者，男性，56岁，藏族。

病历摘要

【主诉】

尿中泡沫增多2年，水肿10天。

【现病史】

患者于2年前出现尿中泡沫增多，当时无水肿，患者未予诊疗。入院前10天无明显诱因出现水肿，以颜面及双下肢为主，晨重暮轻，就诊于我院门诊，完善尿常规：尿蛋白（＋＋＋），潜血（＋），RBC 0～3/HPF。门诊以蛋白尿待查收入我科。

【既往史及家族史】

10余年前诊断高原红细胞增多症，间断口服藏药（具体药名及剂量不详）。发现血糖水平升高2个月，未重视（具体不详）。

【体格检查】

BP 158/110mmHg，BMI 32.5kg/m²。多血貌，口唇、甲床发绀。神志清，精神可。心、肺、腹查体未见明显的阳性体征。双下肢色素沉着，左下肢静脉曲张，双下肢轻度凹陷性水肿。

【辅助检查】

1. 血常规 WBC $3.9×10^9$/L，Hb 221g/L，PLT $85×10^9$/L。

2. 尿常规＋24小时尿蛋白 Pro（＋＋＋），RBC 20～30/HPF，尿糖（－）。24小时尿蛋白4071mg（尿量1500ml）。

3. 血生化检查 Alb 35g/L，Cr 97μmol/L，UA 674μmol/L，Glu 5.5mmol/L，HbA1c 7.7%。

4. 超声心动图 右心室增大，肺动脉高压（轻度），EF 74%。

5. 头部MRI 左侧顶枕叶皮质内出血，右侧颞顶叶及双侧顶叶多发梗死灶；双侧放射冠及半卵圆中心区多发异常信号，考虑小血管相关脑白质病变。右侧大脑中动脉分支稀疏，余颅内动脉未见异常。

6. 眼底检查 双眼底动脉硬化，静脉迂曲扩张，动静脉交叉压迹（＋），眼底未见出血渗血。

7. 超声引导下肾穿刺活检 肾穿刺病理结果如下（北京大学人民医院）。光镜

（图5-4）下肾穿刺组织可见16个肾小球。肾小球毛细血管袢肥大，肾小囊腔狭窄，系膜细胞及基质中度增生，节段性重度增生，基膜弥漫增厚，其中2个肾小球节段性硬化。肾小管上皮细胞空泡及颗粒变性，小灶状萎缩。肾间质小灶状淋巴细胞及单核细胞浸润伴纤维化。小动脉管壁增厚。

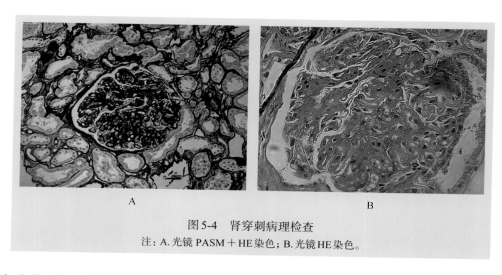

图5-4　肾穿刺病理检查
注：A.光镜PASM＋HE染色；B.光镜HE染色。

免疫荧光（图5-5）：可见1个肾小球，IgA（－），IgG（－），IgM（＋＋），C1q（－），C3（＋），FRA（－），沿系膜区及毛细血管壁呈团块及颗粒样沉积。

电镜检查结果（图5-6）：肾小球系膜细胞和基质增生，节段性插入，系膜区、上皮下、基膜内少量电子致密物沉积，基膜均质性增厚，上皮细胞足突弥漫性融合。肾小管、肾间质无特殊病变。符合系膜增生性肾小球病伴基膜增厚。

结合临床及电镜，符合系膜结节硬化性肾小球病，可能为高原红细胞增多症相关性肾小球病。

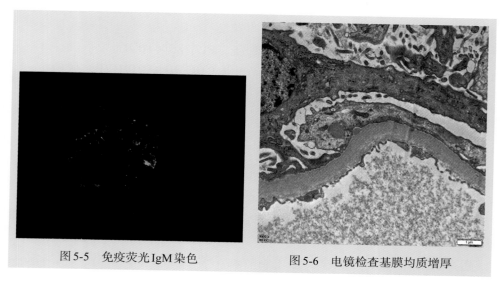

图5-5　免疫荧光IgM染色　　　　图5-6　电镜检查基膜均质增厚

【诊断】

系膜结节状肾小球硬化症（可能为高原红细胞增多症相关性肾小球病）

高原红细胞增多症

肺动脉高压

急性脑梗死

高血压病（3级，很高危）

【治疗及随访】

治疗上予以缬沙坦、硝苯地平控释片降血压，控制蛋白尿。患者住院期间出现急性脑梗死，加用氯吡格雷75mg qd 口服，改善脑循环等对症处理好转出院。1年后，患者门诊随诊，监测血糖正常（未用药）。肾功能正常，血浆白蛋白水平较前升高（白蛋白39g/L），遗憾的是患者未完善尿液检查。

讨 论

长期生活在高原缺氧环境中的人群在缺氧的刺激下，体内产生大量的红细胞，造成血黏度增加，微循环阻力增加，引起心、脑、肾等靶器官损害。根据2004年高原医学国际会议制定的标准，本例患者在临床上达到了高原红细胞增多症（HAPC）标准，伴高尿酸血症、血小板计数降低、右心室增大、肺动脉高压等高原病特有的临床改变。患者出现蛋白尿，是否为HAPC引起的肾损害表现？有报道HAPC可致肾损害，病理上呈现为局灶性节段性肾小球硬化。本例患者的肾脏病理活检提示：①肾小球毛细血管袢肥大，肾小囊腔狭窄，系膜细胞及基质中度增生；②基膜均质性增厚；③小动脉管壁增厚。王慧等对39例HAPC患者肾穿刺病理分析指出，HAPC患者肾穿刺有共同的表现：节段性肾小球硬化、动脉壁增厚、肾小球肥大、基膜增厚、足细胞足突融合和缺血性肾小球硬化。因此，我们认为本例患者病理诊断为系膜结节硬化性肾小球病，很有可能为高原红细胞增多症相关肾损害。

HAPC患者肾损害临床上主要表现为蛋白尿，血尿不突出，但肾病范围的尿蛋白量较少，极少出现肾功能不全。HAPC患者肾损害有如下可能：①HAPC所致；②其他原因（非HAPC）所致肾损害（如原发性肾损害或其他继发原因所致）；③HAPC和非HAPC因素共同所致。由于目前的研究病例数量较少，肾损害的机制研究也极少，详细准确地描述高原红细胞增多症相关肾损害的机制及病理特点有较大的困难。治疗上主要以血管紧张素转换酶抑制剂或血管紧张素Ⅱ受体拮抗剂治疗为主，改变低压缺氧环境收益程度目前尚不明确。

（作者：尼玛珍拉 审校：阿 勇）

参 考 文 献

［1］国际高原医学会慢性高原病专家小组. 第六届国际高原医学和低氧生理学术大会颁布慢性高原病青海诊断标准［J］. 青海医学院学报，2005，1：3-5.

［2］何涛，赵靖妃，赖春友，等. 高原红细胞增多症所致局灶节段性肾小球硬化一例［J］. 华西医学，2014，29（3）：595-596.

［3］Wang H，Tang C，Dang Z，et al. Clinicopathological characteristics of high-altitude polycythemia-related kidney disease in Tibetan inhabitants［J］. Kidney Int，2022，102（1）：196-206.

6 内分泌科

腹泻伴血糖水平升高7年

患者，男性，21岁，藏族，农民。

病 历 摘 要

【主诉】

腹泻伴血糖水平升高7年。

【现病史】

患者7年前无明显诱因出现水样腹泻，约10次/天，无腹痛、腹胀、里急后重、发热、盗汗等不适。就诊外院诊断为1型糖尿病（具体不详），治疗上予门冬胰岛素加甘精胰岛素强化降糖治疗，腹泻症状未见明显缓解。出院后患者未规律注射胰岛素，腹泻症状及性质同前。5个月前患者无明显诱因出现间断性上腹部隐痛，伴腹胀，腹泻后腹痛可好转，无血便、黏液便，无里急后重、发热等不适，当地医院测空腹血糖20mmol/L，予以门冬胰岛素加甘精胰岛素强化降糖治疗。自发病以来体重减轻约5kg。

【既往史及家族史】

否认既往特殊疾病史及家族遗传性疾病史。

【体格检查】

T 36.5℃，P 105次/分，BP 116/84mmHg。身高165cm，体重50kg，BMI 18.4kg/m²。心肺查体未见明显异常。腹软，无压痛及反跳痛，肠鸣音5次/分，肝、脾及包块未触及。双下肢无水肿，生理反射存在，病理反射未引出。眼科会诊：眼底检查双眼角膜透明，前房适中，瞳孔居中，对光反射灵敏，晶状体混浊。散瞳后见视盘边清，色正常，视网膜周边见少许散在微血管瘤。

【辅助检查】

1. 尿常规　WBC（－），尿糖（＋＋＋），酮体（－），潜血（＋），Pro（－）。

2. 便常规　潜血试验（－），WBC：偶见/HPF，RBC：未见异常/HPF。

3. 生化检查　空腹静脉Glu 24.3mmol/L，空腹C肽0.02ng/ml，餐后2小时C肽0.02ng/ml，HbA1c 15.9%，尿ACR 33.189mg/g。

4. 糖尿病相关性自身抗体谱　抗谷氨酸脱羧酶抗体阴性，抗酪氨酸磷酸酶抗体阴性，抗胰岛素抗体阴性，抗胰岛细胞抗体阴性。

5. 结肠镜检查（图6-1）　升结肠、横结肠、脾曲可见广泛大小不等的黏膜隆起，表面光滑、透亮，病灶致管腔狭窄，内镜无法通过，降结肠、乙状结肠、直肠黏膜无糜烂、出血，无溃疡及新生物，黏膜下血管纹理清楚，肠蠕动好，肠腔内无异常分泌物，无腔外压迫症。诊断为结肠多发肠气囊肿。

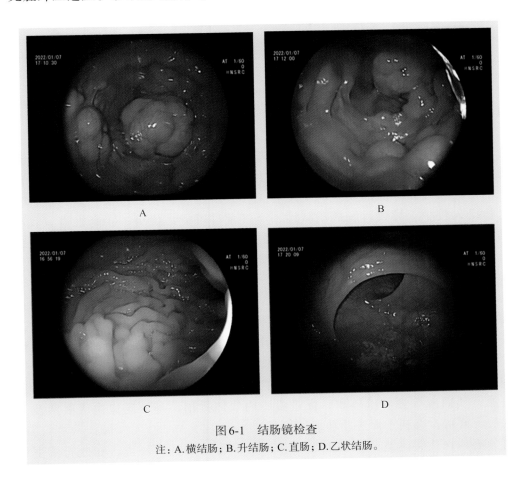

图6-1 结肠镜检查

注：A.横结肠；B.升结肠；C.直肠；D.乙状结肠。

【诊断】

1型糖尿病

　　双眼底非增殖型糖尿病性视网膜病变（1期）

结肠气囊肿症

【治疗及随访】

1. 患者入院后给予门冬胰岛素8U-6U-6U（三餐即刻皮下注射），德谷胰岛素10U（睡前皮下注射）强化降糖治疗；予以地衣芽胞杆菌活菌胶囊改善肠道菌群，蒙脱石散对症治疗。

2. 每周1次高压氧治疗。

出院2个月后随访，患者腹泻症状较前好转，1～2次/天，且大便成型。空腹血糖波动在3~7mmol/L，餐后2小时血糖控制在8~10mmol/L。嘱患者注意合理饮食，调整胰岛素剂量。

讨 论

目前暂无有关1型糖尿病合并肠气囊肿症的病例报道，本例患者以腹泻为首发症状的血糖异常，临床鲜见，多会考虑应激导致血糖水平增高，但患者无明显应激情况发生，故不考虑急性所致。其肠气囊肿症的发生考虑可能与以下因素相关：①本例患者为1型糖尿病患者，病程中长期有腹泻情况，且体型消瘦，考虑营养不良及肠道菌群失调可能导致肠气囊肿症的发生；②1型糖尿病本身多可伴有多种免疫失调相关疾病，不排除肠气囊肿症的发生与免疫有关；③本例患者饮食习惯较差，挑食，纤维素类食物摄入较少，导致胃肠蠕动减缓，产气菌群可能占优势；④有报道，我国高原地区结肠气囊肿症的检出率高于其他地区，可能与高原缺氧条件容易造成消化道黏膜损伤形成肠气囊肿，发生结肠气囊肿后囊内非氧气体成分由于高原缺氧而不易吸收清除。

肠气囊肿症又称囊样肠积气，是临床罕见的疾病，病因及发病机制尚不明确。结肠气囊肿症是良性病变，预后良好，治疗原则是以保守治疗为主，内镜及手术治疗为辅的综合治疗。保守治疗中包含高压氧治疗。国内报道提示，高压氧可明显地促进肠道内气体的吸收，纠正机体内缺氧状态，促进血液循环，改善肠道的运动、代谢和组织结构完整性，同时可增加肠壁组织内氧含量，提高氧的弥散能力，囊肿内的氮气弥散入血液，从而减少囊肿的体积，促进囊肿内气体排出，抑制肠道内厌氧菌及其他微生物生长、繁殖，有利于促进肠功能的恢复。

内分泌科医生需考虑到西藏自治区缺氧、高海拔的特殊环境，在此背景下可能会出现不同于低海拔区域的病理变化，尚需对该类患者进行个体化考虑。因肠气囊肿症被认为是良性疾病，可治愈，未来还需进一步进行有关血糖控制不佳及缺氧与肠气囊肿症间的研究。

（作者：次仁旺姆 蔡文瑶 审校：王 琛 杨丽辉）

参 考 文 献

［1］Le YJ，Ye YJ，Gao ZD．Diagnosis and treatment of pneumatosis cystoides intestinalis［J］．Zhonghua Wei Chang Wai Ke Za Zhi，2020，23（11）：1113-1116.

［2］Ling F，Guo D，Zhu L．Pneumatosis cystoides intestinalis：a case report and literature review［J］．BMC Gastroenterol，2019，19（1）：176.

［3］Alpuim CD，Modas DP，Vieira BJ．The role of hyperbaric oxygen therapy in pneumatosis cystoides intestinalis-a scoping review［J］．Front Med（Lausanne），2021，8：601872．

［4］热依汉古丽·艾则孜，李瑾．肠气囊肿症的诊治进展［J］．医学新知杂志，2019，29（5）：533-536，540．

［5］李占虹，张治民．高压氧治疗结肠气囊肿2例临床疗效分析［J］．青海医药杂志，2018，48（4）：12-14．

7 风湿血液科

多关节肿痛1年余

患者，女性，72岁，藏族。

病历摘要

【主诉】

多关节肿痛1年余。

【现病史】

患者于1年前开始出现双肩、双肘、双腕、双手掌指关节及近端指间关节、双膝、双踝、双足跖趾关节肿痛，伴晨僵，活动后加重，无其他伴随症状，自服藏药无好转。2个月前关节肿痛加重，外院查RF阳性，CRP、ESR水平升高，考虑类风湿关节炎（rheumatoid arthritis，RA），予非甾体抗炎药（NSAIDs）关节肿痛略好转。为进一步诊治收住院。自发病以来，患者精神、食欲、睡眠欠佳，尿量正常自觉尿中泡沫增多，大便无明显异常，体重减轻约10kg。

【既往史及家族史】

既往高血压病史。

【体格检查】

BP 148/95mmHg。双腕、双手掌指关节及近端指间关节、双膝、双踝、双足跖趾关节肿胀伴压痛。双足轻度可凹性水肿。余未见明显异常。

【辅助检查】

1. 血常规　轻度贫血，Hb 95g/L。

2. 尿常规　Pro（－～±），潜血（－～＋）。

3. 24小时尿蛋白　12～14g。

4. 血生化检查　肝功能正常，Cr 144μmol/L，Ca 2.65mmol/L，磷1.55mmol/L，Alb 38.7g/L。

5. 炎症指标　CRP 30.5mg/L，ESR正常。

6. 免疫指标　RF、抗CCP抗体、AKA、APF均阴性。ANA斑点型1：100（临界阳性），ENA谱均阴性。ANCA阴性。IgG 11.86g/L，IgA 0.47g/L（↓），IgM 0.37g/L，补体C3、C4正常。血β_2-MG 13.60mg/L。

7. 免疫球蛋白固定电泳　M蛋白1.2%～2.3%，IgG κ型M蛋白阳性。

8．X线检查　双手及双膝X线检查（图7-1）提示关节间隙变窄，未见关节面囊性变、虫噬样改变或骨破坏。

9．超声检查　关节超声：左手小指近端指间关节滑膜增生伴血流信号增多，双膝滑膜增厚伴血流信号增多。腹部超声：双肾实质系统回声增强，未见肝脾大。全身浅表淋巴结超声及肺CT：未见明显异常。骨密度：T值−1.5。

10．胸部CT检查　未见异常。

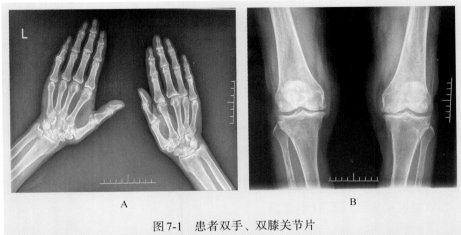

图7-1　患者双手、双膝关节片

注：A.双手远端及近端指间关节可见关节间隙狭窄，骨质增生；B.双膝关节胫骨平台硬化明显，关节内侧间隙狭窄，可见唇样骨质增生。

11．骨髓穿刺　骨髓涂片示增生略减低骨髓象；免疫分型示约0.3％的单克隆浆细胞，伴免疫表型异常；分子病理示IGH基因D区重排检测到单克隆重排。

12．肾穿刺活检　病理回报：肾小球系膜细胞及基质轻度弥漫增生，肾小管上皮细胞空泡及颗粒变性，可见特殊物质沉积及结晶（图7-2A、图7-2B）。刚果红染色：肾小球及小动脉均（−）；肾小管上皮细胞内可见灶状（＋）。荧光染色均（−）。石蜡修复免疫荧光：肾小球轻链（−）；肾小管：κ轻链（＋＋＋），λ轻链（−），上皮细胞内呈颗粒及团块样沉积（图7-2C）。电镜：不除外非结晶型轻链近端肾小管病（图7-2D）。符合轻度系膜增生性肾小球病伴亚急性肾小管间质肾病，结合免疫病理及电镜，符合非结晶型轻链κ型近端肾小管病。

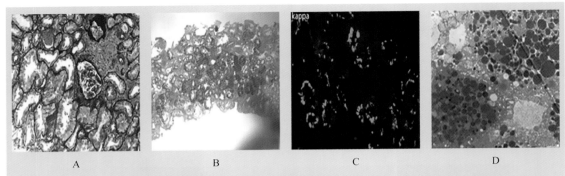

图7-2 肾穿刺活检光镜、石蜡修复免疫荧光染色及电镜病理

注：A.肾穿活检光镜示肾小球系膜细胞及基质轻度弥漫增生，局灶节段性中度加重；肾小管上皮细胞空泡及颗粒变性，多灶状刷毛缘脱落、管腔扩张，灶状萎缩，可见特殊物质沉积及结晶；肾间质灶状淋巴细胞及单核细胞浸润伴纤维化；小动脉管壁增厚（PASM＋HE染色×400）；B.光镜示肾小管上皮细胞内可见灶状阳性（Masson染色×200）；C.石蜡修复免疫荧光示肾小球：轻链κ（－），轻链λ（－），肾小管：轻链κ（＋＋＋），轻链λ（－），上皮细胞内呈颗粒及团块样沉积；D.电镜示肾小球基膜节段性轴索，部分内皮细胞肿胀，未见电子致密物；肾小管上皮细胞微绒毛脱落，溶酶体明显增多，未见明确包涵体；肾间质水肿，淋巴细胞、单核细胞浸润伴纤维化。

【诊断】

有肾脏意义的单克隆免疫球蛋白病（MGRS）

　　非结晶型轻链κ型近端肾小管病

　　慢性肾脏病3期

骨关节炎

高血压病（3级，高危）

骨量减少

【治疗及随访】

经多学科会诊，同时结合患者实际情况，最终确定地塞米松＋沙利度胺的治疗方案。治疗2个月肾功能稳定，24小时尿蛋白水平下降，全身关节肿痛好转。随访半年，患者肾功能正常，24小时尿蛋白0.20g，关节疼痛较前有明显缓解。随访1年，患者尿常规、尿蛋白阴性，24小时尿蛋白小于0.15g，血清蛋白电泳及免疫固定电泳IgGκ型M蛋白阴性，无明显关节症状。

讨 论

非结晶型轻链近端肾小管病（noncrystalline light chain proximal tubulopathy, LCPT）是一种少见的单克隆免疫球蛋白轻链相关性肾病，是MGRS一种特殊的病理类型，较为罕见。其临床表现复杂多样，对某些不典型患者诊断有一定困难。

本例患者老年女性，慢性病程，以多关节肿痛为突出临床表现，有手关节受累，既往曾有RF阳性、ESR和CRP水平升高，符合RA的分类标准。但复查RF及完善抗CCP抗体、AKA及APF均为阴性，虽然关节超声提示有滑膜炎表现，但X线影像学未见典型RA改变，而是以骨关节炎改变为主，且难以用RA解释患者血钙及血磷水平升高、肾功能不全、大量蛋白尿，且后续2次免疫球蛋白固定电泳均提示M蛋白及IgGκ阳性，提示患者可能存在浆细胞或B细胞的恶性肿瘤，或者非恶性的小克隆增殖性疾病。

回顾本例患者的整个诊疗过程，其多系统受累表现是临床诊断的切入点，也是难点，为明确单克隆免疫球蛋白与器官损害之间的关系，骨髓穿刺、肾穿刺活检病理诊断至关重要。经过骨髓穿刺、肾穿刺活检及多学科会诊后，病因逐渐浮出水面，即一种继发于MGRS的罕见的非结晶型轻链κ型近端肾小管病。

LCPT的临床表现具有不均一性，其首发症状可表现为少至中等量蛋白尿，蛋白尿成分多数为以轻链蛋白为主的小分子蛋白结构。本例患者尿常规未见明显蛋白阳性，但24小时尿蛋白高达14g，未出现严重的低白蛋白血症，提示蛋白尿成分可能为轻链蛋白等小分子蛋白结构。若尿常规、尿蛋白定量与血浆白蛋白水平不匹配，需警惕轻链病可能，血液及尿液免疫球蛋白固定电泳检测可以为疾病的诊断提供线索。

MGRS/LCPT的治疗方法主要取决于肾脏损伤的病理类型、产生肾毒性M蛋白克隆细胞的性质（浆细胞、B细胞还是淋巴浆细胞），以及逆转肾损伤或防止进一步肾损伤的可能性。化疗通常采用针对浆细胞或其他B细胞肿瘤的药物，包括蛋白酶体抑制剂（如硼替佐米、卡非佐米）、单克隆抗体（如利妥昔单抗）、细胞毒性药物（如环磷酰胺、美法仑）及免疫调节药物（如沙利度胺、来那度胺、泊马度胺）；对于化疗无反应的病例，可能还需要采用高剂量苯丙氨酸氮芥配合自体造血干细胞移植。

本例患者有明确的骨髓、肾脏及关节受累，应积极治疗原发病，尽可能保护肾脏功能。结合患者病情，建议患者采用BD方案（地塞米松＋沙利度胺）的化疗方案。随诊观察1年，患者肾功能稳定，复查24小时尿蛋白小于0.15g，全身关节肿痛较前明显好转，病情整体较稳定，治疗有效。

本例患者为西藏自治区首个确诊的以多关节炎为首发症状的非结晶型轻链κ型近端肾小管病病例。该病例提示，对于血清学阴性的多关节肿痛，特别是当影像学不典型时，需要警惕并充分筛查肿瘤等其他疾病可能，尤其是浆细胞病可能模拟RA临床表现。若尿常规、24小时尿蛋白与血浆白蛋白水平不匹配，需警惕轻链病。石蜡修复免疫荧光技术对于提高病理诊断阳性率及准确性非常重要。当患者确诊MGRS/LCPT时，需充分评估和进行危险度分层，把握正确的治疗时机。

（作者：何秋燕　审校：白玛央金）

参 考 文 献

[1] 陈飞，黄仲夏. 肾意义单克隆免疫球蛋白血症的诊治进展 [J]. 肿瘤学杂志，2020，26（2）：92-97.

[2] Stokes MB, Valeri AM, Herlitz L, et al. Light chain proximal tubulopathy: clinical and pathologic char-

acteristics in the modern treatment Era［J］. J Am Soc Nephro，2016，27（5）：1555-1565.

［3］Kastritis E，Leung N，Dispenzieri A，et al. How I treat mon-oclonal gammopathy of renal significance（MGRS）?
［J］. Blood，2013，122（22）：3583-3590.

［4］Jenny B，Judith B，Jan W，et al. UK Myeloma Forum（UKMF）and Nordic Myeloma Study Group（NMSG）：
guidelines for the investigation of newly detected M-proteins and the management of monoclonal gammopathy
of undetermined significance（MGUS）［J］. Br J Haematol，2009，147（1）：22-42.

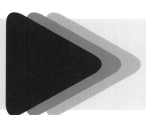

咳嗽、咳痰20天

患者，女性，37岁，藏族。

病 历 摘 要

【主诉】

咳嗽、咳痰20天。

【现病史】

患者于20天前无明显诱因出现咳嗽、咳痰，呈黄色泡沫样痰，易咳出，痰中带少量鲜红色血丝，每日咳痰量约50ml，无明显昼夜节律变化。伴有胸痛，以前胸部为主，呈持续性闷痛，多与咳嗽相关，可放射至后背部。夜间喜高枕卧位，伴水肿，首发于眼睑部，后蔓延至全身。偶有头痛、头晕、恶心、呕吐，呕吐物为胃内容物。伴有活动后胸闷、气促，爬2层楼后即可诱发，休息后可缓解。无明显发热、盗汗等不适，收入呼吸内科。完善相关检查转入我科。发病以来神志清，精神可。食欲差，夜间入睡尚可。二便正常，体重无明显变化。

【既往史及家族史】

否认急慢性病病史。否认过敏史。否认家族遗传性疾病史。

【体格检查】

T 36.8℃，P 118次/分，R 20次/分，BP 159/116mmHg，SpO_2 88%（未吸氧）。慢性病容，贫血貌。眼睑及颜面部轻度水肿。双侧呼吸动度一致，叩诊清音，双肺下野呼吸音低，右肺中下叶可闻及明显啰音。心律齐，$A_2 > P_2$，胸骨左缘第4～5肋间可闻及舒张期杂音。腹软，全腹散在压痛，双肾区叩痛阳性，无反跳痛及肌紧张，腰骶部及双下肢轻度水肿。

【辅助检查】

1. 血常规　WBC 3.7×10^9/L，NEUT% 59.3%，Hb 65g/L，HCT 21%，MCV 88.2fl，MCHC 310g/L，PLT 125×10^9/L。

2. 尿常规　潜血（+++），Pro（+++）。

3. 血生化检查　ALT 22U/L，AST 37U/L，Alb 24.6g/L。肾功能：Cr 157μmol/L，BUN 7.21mmol/L，TCO_2 20.5mmol/L。hs-CRP 5.19mg/L。

4. ESR　64mm/h。

5. 凝血全套　Fbg 4.28g/L，血浆 D-Dimer 1.41mg/L，FDP 11.46mg/L。24小时尿蛋白 5177mg。

6. PCT 0.34ng/ml。

7. 体液免疫全套　补体C3 0.60g/L，补体C4、IgG、IgA、IgM、IgE均正常。抗核抗体谱及血管炎相关抗体谱：抗核抗体（IgG型）定性结果（＋），ANA核型1斑点型，ANA核型1滴度（3.2倍）1:1000（＜1:100），p-ANCA 1:10（＋），髓过氧化物酶强阳性＋＋＋103（0～10），抗RNP抗体弱阳性＋24（阴性－＜10），抗SSA抗体强阳性＋＋70（阴性－＜10），抗RO-52抗体强阳性＋＋＋70（阴性－＜10）。抗心磷脂抗体（IgGAM型）45.48AU/ml。

8. 肿瘤标志物及 T-SPOT 正常。

9. 腹部B超　右肾周积液。

10. 超声心动图　二尖瓣反流，三尖瓣反流。

11. 胸部CT　2020年11月20日检查双肺散在斑片状磨玻璃影，多考虑渗出性病变；左侧胸腔少量积液；胸、腰背部皮下广泛渗出性病变（图7-3）。2020年12月7日与2020年11月20日胸部CT对比：双肺渗出性病变，较前明显进展，左侧少量胸腔积液，左侧胸膜增厚，考虑肺泡弥漫性出血可能性大（图7-4）。

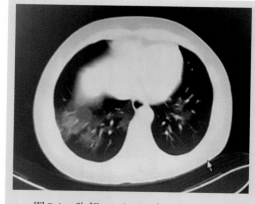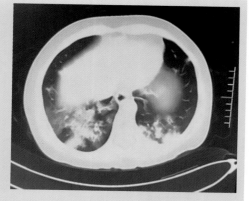

图7-3　胸部CT（2020年11月20日）　　　图7-4　胸部CT（2020年12月7日）

12. 支气管镜检查　黏膜光滑，色泽正常，管腔通畅，未见溃疡、出血点及新生物。支气管肺泡灌洗细胞计数及分类：以中性粒细胞及淋巴细胞计数增高为主。

13. 北京大学人民医院肾脏病理　肾穿刺组织可见28个肾小球。肾小球系膜细胞及内皮细胞弥漫增生，毛细血管袢弥漫受压及破坏；其中1个肾小球毛细血管袢纤维素样坏死，1个细胞性新月体伴毛细血管袢纤维素样坏死，10个细胞性、7个细胞纤维性、1个纤维性、3个小细胞性新月体形成。肾小管上皮细胞空泡及颗粒变性，多灶状萎缩。肾间质多灶状淋巴细胞及单核细胞浸润伴纤维化。小动脉管壁增厚。石蜡修复免疫荧光：可见28个肾小球，IgA（＋～＋＋），IgG（＋＋＋），IgM（＋＋＋），C1q（＋＋），

C3（＋＋＋），FRA（－），沿系膜区及毛细血管壁呈团块及颗粒样沉积。电镜检查结果，符合：毛细血管内增生性肾小球肾炎，继发性肾炎可能性大（具体见电镜检查报告单）。结合临床及免疫病理，符合Ⅱ型新月体性狼疮性肾炎（Ⅳ型），Ⅲ型 ANCA 相关性新月体性肾小球肾炎（图7-5）。

14. 北京大学人民医院透射电镜检查（肾脏） 电镜诊断：EM：肾小球系膜细胞和内皮细胞增生，内皮细胞肿胀，系膜区、内皮下和节段性上皮下电子致密物沉积，基膜均质性增厚，节段性皱缩，上皮细胞足突弥漫融合，肾小囊基膜、肾小管上皮细胞基膜内节段性电子致密物沉积，肾间质无特殊病变，符合毛细血管内增生性肾小球肾炎，继发性肾炎可能性大，请结合临床综合分析（图7-6）。

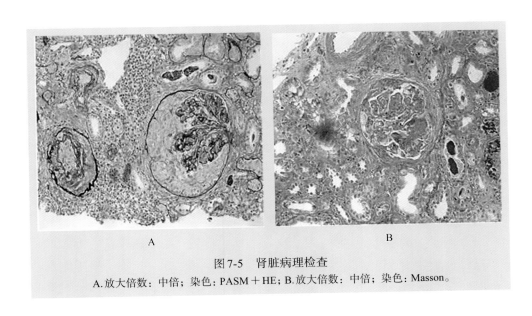

A   B

图7-5 肾脏病理检查

A.放大倍数：中倍；染色：PASM＋HE；B.放大倍数：中倍；染色：Masson。

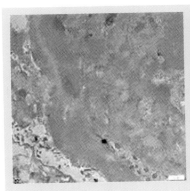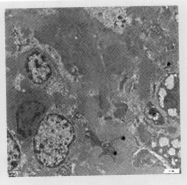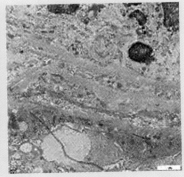

图7-6 透射电镜检查

【诊断】

ANCA 相关性血管炎

显微镜下多血管炎

系统性红斑狼疮

Ⅱ型新月体狼疮性肾炎（Ⅳ型）

Ⅲ型 ANCA 相关性新月体性肾小球肾炎

肾性高血压可能性大

【治疗及随访】

甲泼尼龙琥珀酸钠注射液 500mg 静脉滴注冲击 3 天，后甲泼尼龙琥珀酸钠注射液 80mg 静脉滴注连用 14 天（血红蛋白稳定，未再进行性下降。血肌酐由 270μmol/L 降至 190μmol/L），改为甲泼尼龙琥珀酸钠注射液 60mg 静脉滴注 2 天［血红蛋白 54g/L，肌酐 294μmol/L，胸部 CT（图 7-7）］。故再次给予甲泼尼龙琥珀酸钠注射液 500mg 静脉滴注冲击 3 天，后甲泼尼龙琥珀酸钠注射液 80mg 静脉滴注 10 天，再将甲泼尼龙琥珀酸钠注射液 40mg 静脉滴注维持治疗（此后每月减 4mg，定期复诊，目前维持甲泼尼龙片 4mg）。并联合环磷酰胺注射液，每月定期环磷酰胺治疗，至总量 7.2g。环磷酰胺冲击完成后改吗替麦考酚酯胶囊控制病情。复查血常规：血红蛋白正常。24 小时尿蛋白定量明显好转，由 5177mg/24h 降至 1975mg/24h，肌酐水平下降至 127μmol/L。感染指标及体液免疫全套正常。复查胸部 CT 未见明确异常（图 7-8）。

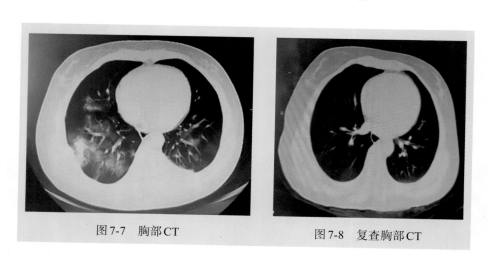

图 7-7　胸部 CT　　　　　　　图 7-8　复查胸部 CT

讨　论

显微镜下多血管炎重叠系统性红斑狼疮，两种疾病重叠是少见病。ANCA 相关性血管炎是一组累及多系统的寡免疫复合物型小血管炎，血清中存在靶抗原为蛋白酶3（PR3）或髓过氧化物酶（MPO）为其主要特点，主要包括肉芽肿性多血管炎、显微镜下多血管炎和嗜酸性肉芽肿性多血管炎。该病可累及多个器官及系统，其中以肾和肺最易受累。目前该病临床误诊率及病死率仍然较高。ANCA能够在暴露于致敏的中性粒细胞表面后结合这些抗原，诱导其活化和呼吸爆发，最终导致中性粒细胞死亡和组织损伤。研究发现，ANCA的存在对肉芽肿性多血管炎和显微镜下多血管炎的诊断有高度特异性和较高的阳性预测值。

系统性红斑狼疮为一病因未明的以多系统损害伴多种自身抗体形成为特征的自身免疫性疾病。患者体内可产生针对自身细胞核、细胞质及细胞膜抗原的抗体。病情变异大，常因某系统或某器官病变较为突出，而易误诊或漏诊。以肾脏损害为主要表现者称为系统性红斑狼疮性肾炎。狼疮性肾炎是系统性红斑狼疮最常见的严重并发症之一。Ⅳ型狼疮性肾炎即弥漫增生性狼疮性肾炎是狼疮性肾炎最严重的病理表现。最主要的是不同研究入选病例临床病情严重程度不同，一些研究纳入病例时排除了肾功能中重度损害患者，而首次治疗前的肾功能损害是决定系统性红斑狼疮患者预后的最主要因素。

总之，显微镜下多血管炎重叠系统性红斑狼疮非常罕见。本例患者系以呼吸道及肾功能异常首发症状为主，无明显关节痛、皮疹、光过敏等症状。但完善相关检查后提示显微镜下多血管炎，给予糖皮质激素冲击治疗，糖皮质激素减量后出现血红蛋白水平再次下降及血肌酐水平上升，完善肾脏病理活检，明确诊断为显微镜下多血管炎重叠系统性红斑狼疮，再次给予糖皮质激素冲击治疗及免疫抑制剂治疗，患者病情明显缓解。早期完善肾脏病理活检对诊断明确意义重大。此后再遇到此类病例，应及时完善病理活检尽快诊断明确，早期积极给予糖皮质激素及免疫抑制剂，对早期控制患者病情至关重要。

（作者：次旦央宗 审校：白玛央金）

参 考 文 献

［1］Seo P，Stone JH. The antineutrophil cytoplasmic antibody-as-sociated vasculitides［J］. Am J Med，2004，117（1）：39-50.

［2］王敏慧，王敏佳，田志红，等. 抗中性粒细胞胞质抗体相关性血管炎相关抗体研究进展［J］. 中华风湿病学杂志，2020，24（2）：139-142.

［3］陈天新，周莹，陈波，等. 弥漫增生型狼疮肾炎的远期预后及影响因素分析［J］. 中华风湿病学杂志，2020，24（1）：7-12.

8 感染科

进藏5天后发热半天

患者，男性，40岁，汉族，干部。

病历摘要

【主诉】

进藏5天后发热半天。

【现病史】

患者进藏5天后无明显诱因出现发热、咳嗽症状，无咳痰、寒战、咽部不适，无恶心、呕吐、腹痛、腹泻等症状，居家隔离期间未服用任何药物，因出现发热症状按照疫情防控要求来我院发热门诊就诊进行新冠肺炎筛查。

【流行病学史】

2020年1月17日与家人（包括其配偶共计10人）前往广州旅游，1月20日从广州乘火车到湛江，1月21日从湛江乘火车到昆明，当日再次转乘火车到楚雄，在楚雄旅游一直到1月29日后乘火车返回昆明，2月7日患者及其配偶从昆明乘坐飞机经停成都，当日到达拉萨，后一直居家隔离未外出，其配偶于患者发病2天后也出现发热伴呼吸道症状。

【既往史及家族史】

既往史及家族史无特殊。

【体格检查】

T 37.8℃，P 102次/分，R 21次/分，SpO₂ 87%（未吸氧）。神志清，精神欠佳。口唇轻度发绀。双肺呼吸音粗，未闻及干湿啰音。余未见明显异常。

【辅助检查】

1. 血常规 2020年2月11日：WBC $12.7×10^9$/L，LY $1.79×10^9$/L；2020年2月12日：WBC $10.6×10^9$/L，LY $16.9×10^9$/L；2020年2月15日：WBC $4.3×10^9$/L，LY $37.8×10^9$/L；2020年3月30日：WBC $4.2×10^9$/L，LY $40.1×10^9$/L。

2. 炎症指标 ESR 2mm/h。

3. 新冠病毒核酸检测 3次结果阴性。

4. 便常规 黄色黏液状，白细胞偶见。

5. 胸部CT 2020年2月11日胸部CT：右肺上叶部分支气管壁增宽，可见片状密度增高影，渗出性病变（图8-1A）；2020年2月12日胸部CT：较前对比，右肺渗出性病变范围较前扩大。2020年2月15日复查胸部CT：右肺上叶可见磨玻璃影，余同前（图8-1B）。2020年2月20日复查胸部CT：与前片相比，磨玻璃影较前有吸收（图8-1C）。2020年3月30日复查胸部CT：右肺上叶磨玻璃影吸收（图8-1D）。

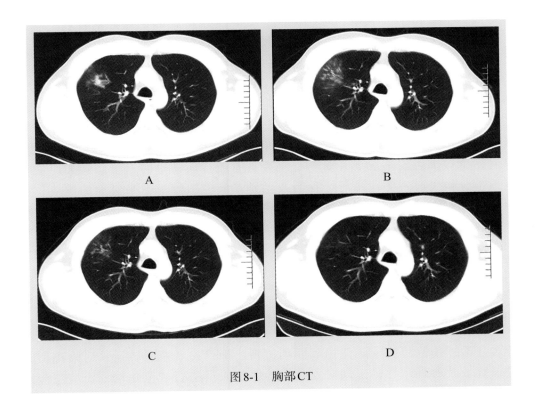

图8-1　胸部CT

【诊断】

病毒性肺炎

【治疗及随访】

在2020年新冠肺炎疫情防控初期，患者出现发热症状且流行病学史复杂，旅居地区属于中风险区，且其配偶有相同的流行病学史，同期也出现发热及呼吸道症状，故请院内新冠肺炎医疗救治专家组进行多次会诊，根据患者病史、体征、相关化验检查结果，给予间断低流量吸氧18天，左氧氟沙星0.4g静脉滴注8天，利巴韦林0.5g bid静脉滴注4天，洛匹那韦利托那韦片1片bid口服3天。患者于治疗后第4天开始无发热症状，治疗第5天出现腹泻，给予蒙脱石散对症治疗后第2天腹泻症状消失。治疗18天后复查血常规提示正常，胸部CT提示右肺上叶磨玻璃影较前有吸收。出院后随访1个月，患者无任何不适主诉，复查血常规提示正常，胸部CT提示右肺上叶磨玻璃影吸收。

讨 论

  病毒性肺炎是由上呼吸道病毒感染向下蔓延所致的肺部炎症。本病一年四季均可发生，但大多见于冬春季节，可暴发或散发流行。临床表现主要为发热、头痛、全身酸痛、干咳及肺浸润等。病毒性肺炎的发生与病毒的毒力、感染途径以及宿主的年龄、免疫功能状态等有关。一般小儿发病率高于成人。本例患者的治疗难点在于：2020年新冠肺炎疫情防控初期正值冬春季常见的呼吸道传染病的高发季节，包括上呼吸道感染、流感、麻疹、风疹、水痘、流行性脑脊髓膜炎等，加之患者及其配偶从低海拔地区进藏很容易合并高原肺水肿，当时存在新型冠状病毒未知，传染源、传播途径不详，人群普遍易感等多因素情况下，对不管是否具有流行病学史的发热患者如何进行早期识别、预检分检、心理健康疏导、诊断及鉴别诊断、治疗都带来极大的挑战。通过不断学习常见呼吸道传染病的诊断治疗、国家卫生健康委员会下发的《新型冠状病毒肺炎诊疗方案》、高原肺水肿诊治方案等相关文献，以及根据患者的病情变化及相关化验检查结果，在整个诊治过程中随时不断调整诊疗思路及防控措施，最后患者治愈出院。

  通过在新冠肺炎疫情防控初期救治本例患者，并结合西藏自治区医疗水平，浅谈以下几点：要坚持发挥发热门诊"哨卡"作用，守住医院第一道关口；发热门诊实行闭环管理；严格执行接诊、筛查、转诊流程，对进入发热门诊后的患者实施新型冠状病毒核酸、新型冠状病毒IgM/IgG抗体、胸部CT、血常规4个常规项目快速检测；普通患者对症治疗解除隔离、疑似患者隔离留观、确诊患者及时转运；对隔离留观患者进行健康宣教及心理疏导；定期对发热门诊医护人员进行规范化培训、应急演练及按照国家疫情防控要求进行核酸检测。

（作者：温青萍 张 艳 审校：石 荔）

参 考 文 献

［1］中华人民共和国国家卫生健康委员会. 新型冠状病毒肺炎诊疗方案（试行第9版）. 中华人民共和国国家卫生健康委员会官网.

［2］国务院应对新型冠状病毒肺炎疫情联防联控机制综合组. 新型冠状病毒肺炎防控方案（第8版）. 中华人民共和国国家卫生健康委员会官网.

［3］中华人民共和国国家卫生健康委员会. 流行性感冒诊疗方案（2020年版）. 中华人民共和国国家卫生健康委员会官网.

［4］刘子泉，崔欢欢，刘燕青，等，高原肺水肿的诊断治疗与预防［J］. 中华灾害救援医学，2021，9（8）：1162-1165.

头痛、发热7天，伴呼吸困难5天

患者，男性，26岁，藏族，牧民。

病历摘要

【主诉】

头痛、发热7天，伴呼吸困难5天。

【现病史】

患者于7天前无明显诱因出现头痛，以枕部为主，呈持续性钝痛，自测体温最高40℃。5天前出现干咳，就诊于外院后未见好转，遂转至我院。因患者有发热、咳嗽症状，故分诊至发热门诊，完善新冠肺炎相关检查后结果示阴性，转往急诊继续治疗，在急诊期间出现明显呼吸困难、尿色加深、腹痛症状。

【流行病学史】

长期居住西藏墨脱；特殊寄生虫接触史及蚊虫叮咬史不详，旱獭接触史及猫狗、鸽子等动物饲养史不详；中高风险区旅游人员接触史不详。

【既往史及家族史】

既往史及家族史无特殊。

【体格检查】

T 38.4℃，P 146次/分，R 43次/分，BP 103/53mmHg。GCS评分15分。瞳孔对光反射存在，等大、等圆，直径约3mm。颈部、双侧腹股沟可触及散在淋巴结肿大。双肺呼吸音粗，未闻及干湿啰音。心率快，律齐，各瓣膜听诊区未闻及病理性杂音。腹软，剑突下及左下腹压痛阳性，肠鸣音3次/分。左侧腹股沟区皮肤可见约1cm破溃已结痂（图8-2）。四肢肌力及肌张力正常，生理反射存在，病理反射未引出。

【辅助检查】

1. 血常规 （2021年7月23日）WBC $5.7×10^9$/L，PLT $41×10^9$/L；（2021年7月25日）WBC $6.1×10^9$/L，PLT $21×10^9$/L。

2. 血生化检查 2021年7月23日：ALT 93U/L，AST 166U/L，TBil 17.5μmol/L，CRP 313.67mg/L；Cr 121μmol/L。2021年7月25日：ALT 124U/L，AST 370U/L，TBil 60.3μmol/L；Cr 74μmol/L。2021年7月26日：CRP 257.05 mg/L；ALT 171U/L，AST 575U/L，TBil 81.672μmol/L。

3．血浆 D-Dimer（2021年7月23日）＞60mg/L。

4．炎症指标 （2021年7月24日）PCT 1.56ng/ml；（2021年7月25日）PCT 7.34ng/ml，（2021年7月26日）PCT 1.68ng/ml。

5．病原学检查 痰培养、尿培养、血培养均无致病菌生长；血液疟原虫检查阴性；弓形虫 IgM、风疹病毒 IgM、巨细胞病毒 IgM、单纯疱疹病毒 IgM 均提示阴性；病原微生物高通量基因检测提示检出恙虫病东方体。

6．胸部 X 线片（2021年7月24日） 双肺多发渗出性病变，右肺为著；心影稍大，肺动脉段饱满；双侧肋膈角显示模糊。

7．胸部 CT（2021年7月23日） 心影饱满，主肺动脉段稍增粗。

8．腹部 CT 肝脏密度稍减低，脂肪肝？盲肠周围散在稍大淋巴结（图8-3）。

9．头颅 CT（2021年7月26日） 左侧额叶脑出血破入脑室（图8-4）。

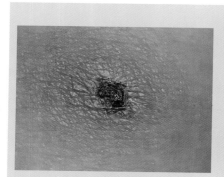
图8-2 局部皮肤改变

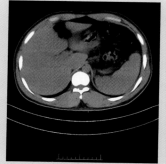
图8-3 腹部 CT

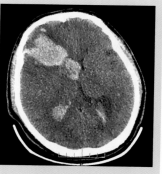
图8-4 头颅 CT

【诊断】

恙虫病

感染性休克

右侧颞叶脑出血破入脑室

脑疝

【治疗及随访】

患者自发病以来发热症状持续存在，一直波动于37.7～40.5℃。入院后根据其临床表现及相关化验检查结果：血小板计数进行性下降，PCT、CRP 水平升高，肝肾功能异常，D-Dimer 水平升高，分别给予亚胺培南西司他汀钠、莫西沙星、更昔洛韦、万古霉素抗感染，以及输血等对症支持治疗；在给予广谱抗菌药物抗感染治疗后患者发热、腹痛症状仍未缓解且出现感染性休克，结合患者查体左侧腹股沟区焦痂及流行病学史考虑不排除非典型病原体感染，故及时完善特殊病原体相关检查。治疗第4天头颅 CT 提示左侧额叶脑出血破入脑室，请神经外科会诊后考虑出血量大，血小板计数低并持续下降存在明显手术禁忌，建议给予脱水降颅内压等对症补液治疗。入院期间在给予积极抗感染、抗休克等对症治疗后，病情仍进行性加重，患者家属要求患者自动出院，出院第2天基因测序结果回报提示检出恙虫病东方体，但可惜的是进行随访家属告知患者在出院当天死亡。

讨　论

恙虫病又称丛林斑疹伤寒，是由恙虫病东方体引起的一种急性自然疫源性传染病，夏秋季多见。鼠类是主要传染源，通过恙螨幼虫叮咬传播给人。临床特征为叮咬部位焦痂或溃疡形成、发热、皮疹，以及肝脾淋巴结肿大，外周血白细胞减少等，起病急骤，体温迅速上升，1～2天内达39～41℃，多呈弛张热，常伴寒战、剧烈头痛、全身酸痛、乏力、嗜睡、食欲下降、恶心、呕吐等。基本病理变化是全身小血管炎、血管周围炎及单核-吞噬细胞增生。通过以下实验室检查进行诊断：外斐反应凝集效价≥1：80有辅助诊断价值；检测患者血清特异性抗体IgM有早期诊断价值；PCR检测细胞、血液标本中的恙虫病东方体DNA对鉴定恙虫病东方体株有意义。多西环素为其特效药物，使用后病死率仅1%～5%。灭鼠是主要措施，切断传播途径的关键是避免恙螨幼虫叮咬，注意个人防护。通过此病例，在临床工作中遇到不明原因发热时，一定要仔细询问患者流行病学史，进行详细体格检查，及时进行经验性病原学治疗，避免因检查结果回报不及时而延误患者的治疗。

（作者：温青萍　张　艳　审校：石　荔）

参考文献

［1］《中华传染病杂志》编辑委员会. 发热待查诊治专家共识. 中华传染病杂志，2017，35（11）：641-655.

［2］李兰娟，任红. 传染病学. 第9版. 北京：人民卫生出版社，2018.

［3］张文宏，张跃新. 布鲁菌病诊疗专家共识［J］. 中华传染病杂志，2017，35（12）：705-710.

［4］刘维俊，何嘉春，韩腾伟，等. 龙岩市武平县2017—2021年人间钩端螺旋体病流行状况［J］. 海峡预防医学杂志，2022，28（2）：7-9.

9 肿 瘤 科

咳嗽、呼吸困难2个月，加重伴进食困难20天

患者，女性，37岁，藏族，专业技术人员。

病历摘要

【主诉】

咳嗽、呼吸困难2个月，加重伴进食困难20天。

【现病史】

患者于2个月前无明显诱因出现干咳，伴有气促，偶有盗汗，无咯血、恶心、腹痛、呕血、黑便等其他不适，就诊于青海省第四人民医院，行胸部增强CT：右肺上叶后段近叶间裂处病变，多考虑周围型癌；心包中等量积液，左侧胸腔少量积液；盆腔少量积液。行颈部淋巴结活检：转移性恶性肿瘤，考虑分化差的鳞状细胞癌；完善免疫组化：符合转移性癌，倾向肺腺癌来源。患者拒绝行基因检测，予以对症治疗，症状略有好转后返藏。患者于入院前20天呼吸困难症状加重，夜间不能平卧，伴进食困难，3天前再次就诊于我院，为进一步诊治以"颈部淋巴结恶性肿瘤（转移？）、呼吸困难待查"收入院。患者近期食欲差，睡眠欠佳，大便正常，排尿次数较前略减少，近1个月体重下降约5kg。

【既往史及家族史】

2016年于我院普外科行"胆囊切除术"。

【体格检查】

ECOG评分4分。高流量吸氧下SpO_2 85%。颈部增粗，双侧颈部可触及多处肿块，较大者约3cm×2cm，质地中等，活动度可。右侧锁骨上可触及3cm×3cm肿大淋巴结。气管居中，胸廓对称无畸形。双侧呼吸运动一致，呼吸动度均等，未扪及胸膜摩擦感及捻发感，双肺底叩诊呈浊，右肺呼吸音粗，左肺呼吸音低，未闻及明显干湿啰音。

【辅助检查】

1. 胸部增强CT（2019年5月10日青海红十字医院） 右肺上叶后段近叶间裂处病变，多考虑周围型癌；心包中等量积液，左侧胸腔少量积液；盆腔少量积液。

2. 胸腹部CT（2019年6月21日我院） 双肺炎症，双肺下叶部分实变，双侧胸腔大量积液，建议治疗后复查；心包积液；右侧肺门及纵隔内多发肿大淋巴结影；肝内多发包块影，多考虑转移灶，腹膜后多发肿大淋巴结影（图9-1）。

3．腹部增强CT（2019年6月26日我院） 肝内多个环形强化结节影，考虑为转移性病变。肝门区及腹膜后间隙淋巴结可见多个环形强化结节影，考虑为腹部淋巴结转移性改变。胆囊未见明确显示。双侧中等量胸腔积液及左下肺不张。盆腔大量积液。所见骨性结构未见明显异常密度改变。

4．超声心动图 心包积液。

5．颈部淋巴结穿刺活检 少许穿刺组织符合转移性癌，结合免疫组化，倾向肺腺癌来源；CK（＋），CK5/6（－），CK7（＋），Ki-67指数70%，p16（－），p40（－），p53（－），TTF-1（＋），Vimentin（－）。

6．胸腔积液细胞学（2019年6月30日我院） 找到癌细胞，倾向腺癌。

【诊断】

右肺腺癌 $CT_xN_3M_1$ Ⅳ期

　　纵隔、右侧锁骨上、颈部淋巴结转移

　　腹膜后淋巴结肿大转移可能性大

　　肝转移

　　癌性胸腔积液

　　上腔静脉压迫

　　心包积液

【治疗及随访】

患者一般情况差，ECOG评分4分，大量胸腔积液伴呼吸困难，入院后予以胸腔穿刺引流并行胸腔灌注化疗（双侧胸腔卡铂各0.2g），患者呼吸困难症状减轻。2019年7月2日开始予贝伐珠单抗300mg＋帕博丽珠单抗200mg全身治疗。经3个疗程胸腔内治疗及全身治疗后患者症状明显改善，根据irRECIST1.1标准疗效评价部分缓解。此后继续予以贝伐珠单抗＋帕博丽珠单抗维持治疗。7个疗程治疗后胸腔积液完全吸收，肝内转移灶较前缩小50%（图9-2），患者生存期已超过3年，目前仍在维持治疗中（图9-3）。

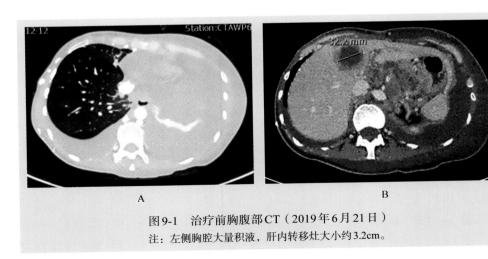

图9-1 治疗前胸腹部CT（2019年6月21日）

注：左侧胸腔大量积液，肝内转移灶大小约3.2cm。

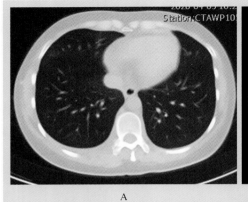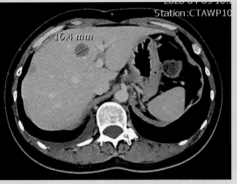

A   B

图9-2　经7个疗程治疗后胸部及腹部CT（2020年4月）

注：胸腔大量积液已完全吸收，肝内转移灶大小约1.6cm，较治疗前缩小50%。

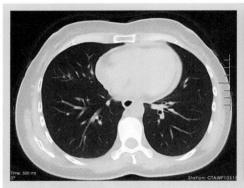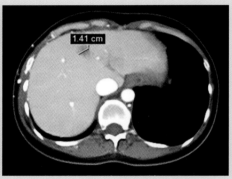

A   B

图9-3　维持治疗中，近期胸部及腹部CT（2022年4月）

注：肺部影像同前，肝内转移灶大小约1.4cm，疗效为持续部分缓解。

讨　论

晚期肺癌的内科治疗包括化疗、靶向治疗和免疫治疗等。根据国家卫生健康委颁布的《原发性肺癌诊疗指南》推荐，对于晚期非小细胞肺癌患者应在诊断的同时常规进行肿瘤组织的表皮生长因子受体（epidermal growth factor receptor，EGFR）基因突变、间变性淋巴瘤激酶（anaplastic lymphomakinase，ALK）、ROS1和RET融合基因、CMET第14号外显子跳跃突变检测，有条件者可进行KRAS、BRAF、HER-2等基因突变、NTRK1/2/3和NRG1/2等融合基因检测。根据基因检测结果选择相应的靶向治疗药物。对于驱动基因阴性或突变状态不明的患者，含铂两药方案是标准的一线治疗方案；非鳞癌患者可以在化疗基础上联合抗血管治疗，如贝伐珠单抗或血管内皮抑制蛋白。E4599研究是首个明确证实贝伐珠单抗联合铂类为基础的化疗疗效优于单纯化疗后的Ⅲ期研究。该项涵盖900多例患者的试验表明，相较于单纯接受化疗的晚期非小细胞肺癌患者仅10.3个月的生存期，贝伐珠单抗联合卡铂可以延长患者的中位生存期至12.3个月，这是首个可以延长晚期肺癌患者生存期超过1年的治疗方法，实验同时表明贝伐珠单抗具有良好的耐受性。基于Ⅲ期研究KEYNOTE-024和KEYNOTE-042，美国食品药品监督管理局先后批准帕博丽珠单抗作为程序性死亡［蛋白］配体-1（PD-L1）TPS≥50%或≥1%且EGFR突变和ALK重排检测阴性或未知的Ⅳ期非小细胞肺癌患者的一线治疗，并在中国临床肿瘤学会指南中作为Ⅰ级推荐。患者的治疗方案应当在综合考虑患者的疾病分期、体力状况、不良反应、生活质量及患者意愿等各种因素的前提下制订。本例患者拒绝行基因检测，无法明确其驱动基因突变状态，因而无法选择靶向治疗。患者一般情况差，ECOG评分4分，无法耐受常规化疗。因此，本例患者经综合分析后给予个体化治疗方案：贝伐珠单抗＋帕博丽珠单抗，疗效显著。

近年来，免疫检查点抑制剂（immune checkpoint inhibitors，ICI）的诞生使免疫治疗成为肿瘤治疗的新热点。以程序性死亡［蛋白]-1 PD-1单抗和PD-L1单抗为代表，在恶性黑色素瘤、非小细胞肺癌及高度微卫星不稳定（microsatellite instability high，MSI-H）的肿瘤等多种恶性肿瘤治疗中取得突破性进展，并因此在多种恶性肿瘤中获批适应证。随着国产PD-1单抗的上市，国内更多晚期恶性肿瘤患者能够从中获益。西藏自治区地处高原，由于地域及经济等原因是国内较晚使用ICI药物的地区之一。自2019年6月我科开始开展PD-1单抗免疫治疗，包括PD-1单抗单药或与化疗、靶向药物及TACE等手段的联合治疗，在部分患者中取得疗效显著，总体安全性良好。

（作者：德庆旺姆　审校：陈闪闪）

参 考 文 献

［1］Nishino M，Giobbie-Hurder A，Gargano M，et al. Developing a common language for tumor response to immunotherapy: immune-related response criteria using unidimensional measurements［J］. Clin Cancer Res，2013，19（14）：3936-3943.
［2］中国临床肿瘤学会指南工作委员会. 中国临床肿瘤学会（CSCO）非小细胞肺癌诊疗指南（2021）. 北京：人民卫生出版社，2021.

原发性肝癌2个周期免疫治疗后，皮疹2天

患者，男性，59岁，藏族。

病历摘要

【主诉】

原发性肝癌2个周期免疫治疗后，皮疹2天。

【现病史】

患者2021年12月无明显诱因出现右上腹疼痛，至我院门诊完善检查：慢性乙型病毒性肝炎（HBsAg、HbeAg、HbcAb阳性），HBV-DNA：4.03×10^{01}U/ml，AFP 172.26ng/ml，腹部超声：肝脏弥漫性病变；肝左叶可疑不均性实性结节；肝内囊性结节。上腹增强MRI（2022年1月22日）：肝硬化，脾大，肝内多发再生结节；肝内多发占位性病变，肝癌不除外。普外科会诊考虑病灶较大，位置靠近肝门部，术后存在肝衰竭、大量腹水等风险，手术风险较大，建议先行内科治疗。遂制订治疗方案为局部肝动脉化疗栓塞术＋靶向治疗＋免疫治疗，2022年2月10日行肝动脉造影术＋化疗术＋栓塞术，2022年2月16日开始行2个周期信迪利单抗200mg dl ivgtt q3w联合多纳非尼0.2g bid po治疗。2天前患者出现全身点状皮疹，无发热，否认蚊虫叮咬史及牲畜密切接触史，考虑药物过敏，予以口服左西替利嗪抗过敏效果欠佳，患者全身皮疹较前加重。

【既往史及家族史】

既往乙型肝炎（HBsAg、HbeAg、HbcAb阳性）病史10余年，口服恩替卡韦7年。

【体格检查】

全身皮肤见散在红色斑丘突样皮疹，突出体表，融合成片，以躯干部皮肤为著（图9-4），无瘙痒、脱屑、压痛等。余未见明显异常。

【辅助检查】

1. 血常规、尿常规、便常规、肝肾功能、电解质　未见明确异常。

2. 慢性乙型病毒性肝炎（HBsAg、HbeAg、HbcAb阳性），HBV-DNA：4.03×10^{01}U/ml，AFP 172.26ng/ml。

3. 腹部超声　肝脏弥漫性病变；肝左叶可疑不均性实性结节；肝内囊性结节，考虑囊肿；肝内实性小结节，不除外血管瘤。

4. 上腹部增强MRI　肝硬化，脾大，肝内多发再生结节；肝内多发占位性病变，

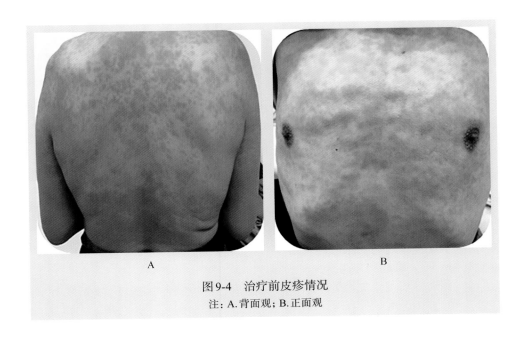

图9-4　治疗前皮疹情况

注：A.背面观；B.正面观

肝癌不除外；肝内散在血管瘤；肝囊肿；胆囊未显示；胆总管上段扩张。

【诊断】

免疫治疗相关性皮炎G3级

原发性肝癌Ⅱ期

　　Child-Pugh分级A级

　　第一次介入术后

　　第二周期靶向联合免疫治疗后

慢性乙型病毒性肝炎后肝硬化

【治疗及随访】

考虑患者免疫治疗后免疫相关性皮疹G3级，全身皮疹范围大，经完善免疫相关性检查，予以甲泼尼龙冲击治疗，2022年3月14日开始予以甲泼尼龙80mg qd静脉滴注冲击治疗，皮疹逐渐缓解（图9-5），于2022年3月22日开始甲泼尼松（减量）40mg qd静脉滴注，2022年3月26日开始将甲泼尼龙减量至20mg qd静脉滴注。治疗期间予以护胃、保肝及涂抹布地奈德乳膏等治疗，目前患者皮疹完全消失（图9-6），无明显不适。调整抗肿瘤治疗方案，暂停免疫治疗，继续靶向治疗（多纳非尼0.2g bid口服），根据患者情况评估下周期介入治疗。

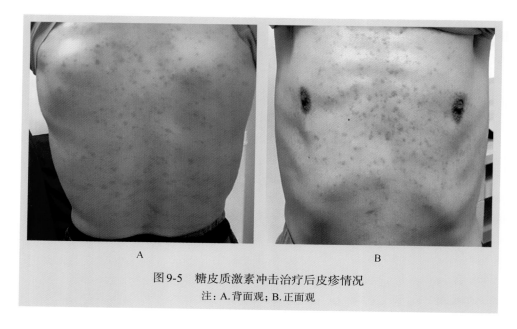

图9-5　糖皮质激素冲击治疗后皮疹情况

注：A.背面观；B.正面观

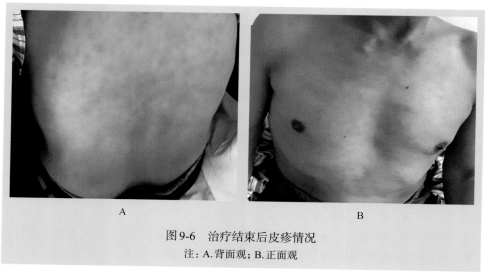

图9-6　治疗结束后皮疹情况

注：A.背面观；B.正面观

讨　　论

　　患者诊断原发性肝癌，同时予以小分子酪氨酸激酶抑制剂（TKI）（多纳非尼）及免疫抑制剂（信迪利单抗）治疗，均可出现药物相关性皮疹。小分子TKI导致皮疹主要方法为以西替利嗪为主的药物抗过敏治疗。本例患者口服西替利嗪治疗后皮疹加重，更换甲泼尼龙冲击治疗后皮疹逐渐好转最终完全消失，故本例患者考虑为免疫治疗相关性皮炎。

免疫治疗相关不良反应与其他类型的癌症治疗不同，可以影响一个或多个不同的器官系统。增强免疫系统可能导致T细胞攻击体内的正常细胞，导致类似于一系列自身免疫状况的炎症状况，其中一些可能会很严重，称为免疫相关不良反应（irAE）。irAE可发生于治疗期间或治疗结束后的任何时间，其严重程度可以从无症状到严重或危及生命，可能在治疗过程中逐步累积。当免疫治疗与化疗、靶向治疗、放疗或其他类型治疗联合时，可能会增加irAE的严重程度。皮肤病毒性是最普遍的与免疫检查点抑制剂（immune checkpoint inhibitor，ICI）治疗相关的irAE。炎性皮肤病通常出现在治疗的前2个周期内（即数周内）。PD-1/PD-L1抑制剂所有级别皮肤毒性的发生率为17%～40%，不同种类的ICI中高级别的皮肤irAE发生率相似，最常见的表现是伴或不伴瘙痒的斑丘疹。ICI治疗的炎性皮肤病包括湿疹、苔藓样和银屑病样表现，以及大疱性皮炎。

糖皮质激素在免疫相关性皮肤病的治疗中应用广泛，糖皮质激素主要与细胞质中的糖皮质激素受体结合而发挥其生物学或药理作用，其对免疫细胞的许多功能及免疫反应的多个环节均有抑制作用，对细胞免疫的抑制作用更为突出，大剂量使用时还能明显抑制体液免疫过程，使抗体生成减少，糖皮质激素超大剂量使用则有直接的淋巴细胞溶解作用。糖皮质激素的应用包括全身用药（静脉注射、肌内注射和口服）和局部用药（局部皮肤外用、关节腔注射、眼内注射、皮损内注射等）。糖皮质激素可分为5个剂量组范围：①小剂量，泼尼松≤7.5mg/d；②中等剂量，泼尼松7.5～30mg/d；③大剂量，泼尼松30～90mg/d；④超大剂量，泼尼松≥90mg/d；⑤冲击疗法，甲泼尼龙1000mg/d，静脉滴注，连用3天。有学者认为，250mg/d或500mg/d甲泼尼龙的疗效与1000mg/d相当，且不良反应少，临床应用更广泛。在应用糖皮质激素前，尤其大剂量应用前应进行相关的必要检查，以提高用药安全性，并对患者进行定期随访。

（作者：刘章程　审校：陈闪闪）

参 考 文 献

［1］NCCN肿瘤学临床实践指南. 免疫治疗相关毒性的管理. 2020第1版MS-15.

［2］左亚刚, 晋红中. 糖皮质激素治疗免疫相关性皮肤病专家共识（2018年）［J］. 中华临床免疫和变态反应杂志, 2018, 12（1）: 1-7.

结肠癌术后化疗后，复发5月余

患者，男性，29岁，藏族，农民。

病历摘要

【主诉】

结肠癌术后化疗后，复发5月余。

【现病史】

患者于2021年3月因腹胀1年，腹痛、便血1个月就诊于日喀则市人民医院，完善相关检查后（未见报告），于2021年3月22日行乙状结肠＋部分膀胱切除术（术中情况不详），术后病理活检提示乙状结肠高分化浸润性腺癌，肿瘤大小约7cm×4cm×4cm，浸润至浆膜外脂肪组织，侵犯神经，未见明显脉管癌栓，上、下切缘未见癌累及，周围淋巴结29枚均为反应性增生，未见癌转移；免疫组化：CK18（＋），CK19（＋），CKL（＋），CAM5.2（＋），CD34（－），CD117（－），Syn（－），CK7（－），CK20（＋），CA125（－），Ki-67指数约80%。自诉术后于2021年4月至2021年8月化疗5周期：奥沙利铂（剂量不详）＋氟尿嘧啶（剂量不详）＋卡培他滨1000mg bid d1～d21 q3w。之后患者未继续后续治疗。2021年12月患者出现下腹部疼痛，排尿、排便时疼痛加重，大便不成形，带鲜血，量较多，小便呈红色，偶有血块。2021年12月8日就诊日喀则市人民医院行泌尿系增强CT：乙状结肠下段直肠交界区术后改变伴癌复发侵及右侧输尿管末端、膀胱右后壁、精囊右缘，病灶中心液化坏死，不除外合并结肠盆腔及膀胱瘘，请结合内镜检查，必要时行直肠造影剂灌肠检查；右肾、输尿管积水合并感染，未见确切造影剂分泌及排泄；腹盆腔多发肿大淋巴结。2021年12月13日喀则市人民医院行结肠镜：进镜5～10cm见黏膜隆起，周边不规则，附污苔，质脆，易出血，病检4块送检，吻合口略狭窄，余大肠黏膜光滑、色泽正常，血管纹理清晰。（直肠活检）提示腺癌。后患者就诊于我院，门诊复阅外院术后病理切片：低-中分化腺癌，伴大片坏死，肿瘤侵及肌层，未见脉管癌栓及神经侵犯。淋巴结未见转移癌（0/27）。补做免疫组化：AE1/AE3（＋），Ber-EP4（－），MUC-4（－），HER-2（0），p53（－），Ki-67指数70%，PMS-2（－），MLH-1（－），MSH-6（＋），MSH-2（＋）。为进一步治疗收入我科。

【既往史及家族史】

无特殊。

【体格检查】

ECOG评分1分。全身浅表淋巴结未触及明显肿大。下腹部见长约10cm纵行陈旧性手术瘢痕，其下未触及包块，右肾区叩痛（＋），腹部平坦、触软，肝脾未触及，下腹部压痛阳性，全腹部未及反跳痛及肌紧张，肠鸣音4～5次/分，未闻及明显亢进，移动性浊音阴性。双下肢未见明显水肿。

【辅助检查】

1. 肿瘤标志物（2022年1月7日）　AFP 2.68ng/ml，CEA 5.19ng/ml（↑），CA125 27.30U/ml，CA153 6.50U/ml，CA19-9＜2.00U/ml。

2. 术后病检（2021年3月22日外院）　参见现病史。

3. 病检　（外院会诊蜡块及切片 B31870）腺癌。2021年12月24日我院病检：（外院会诊蜡块及切片 B30030）低－中分化腺癌，伴大片坏死，肿瘤侵及肌层，未见脉管瘤栓及神经侵犯。淋巴结未见转移癌（0/27）。免疫组化结果：AE1/AE3（＋），Ber-EP4（－），MUC-4（－），Her-2（0），P53（－），Ki-67（index 70%），PMS-2（－），MLH-1（－），MSH-6（＋），MSH-2（＋）。（2022年1月20日我院）病理结果回示：免疫组化：蜡块号：H000443-B31870-1：AE1/AE3（＋），Ber-EP4（＋），MUC-4（部分＋），Her-2（0），P53（部分弱＋），Ki-67（index 70%），PMS-2（＋），MLH-1（＋），MSH-6（＋），MSH-2（＋），EBER（－）。

4. 基因检测结果（2022年1月23日我院）：KRAS、NRAS、BRAF、HER-2、NTRK（1、2、3、4）、ROS1、ATM、MET、ALK、RET、AKT1、BRCA1/2、EGFR、EGFR T790M、VEGFR、TP53均阴性。免疫组化：微卫星稳定（MSS）、MMR（＋）、MLH1（－）、PD-L1（－）。

【诊断】

乙状结肠腺癌（pT$_3$N$_0$M$_0$ ⅡA期－＞cT$_{4b}$N＋M$_1$ Ⅳ期 dMMR）

乙状结肠切除术＋部分膀胱切除术后

5周期化疗后

吻合口复发

右侧输尿管下段侵犯、粘连

膀胱后缘侵犯

腹盆腔多发肿大淋巴结

右肾下极结节状软组织密度影，转移可能

结肠盆腔－膀胱瘘

右肾双输尿管积水合并感染

双肺胸膜下实性结节，考虑增殖灶

【治疗及随访】

入院后完善全面检查，考虑患者局部复发、侵犯膀胱致结肠盆腔膀胱瘘（图9-7），普外科及泌尿外科会诊考虑暂无手术指征。排除免疫治疗禁忌后，2022年1月15日至2022年4月16日行5周期免疫治疗，具体方案：替雷利珠单抗200mg ivgtt d1 q3w。患者自诉腹痛、尿痛、尿道烧灼感等均较前明显好转，目前无气便、无便血、黑便等不适。2022年2月26日、2022年3月21日分别复查AFP、CEA、CA125、CA19-9均正常。第2、4周期免疫治疗后疗效评价均为部分缓解（图9-8、图9-9）。

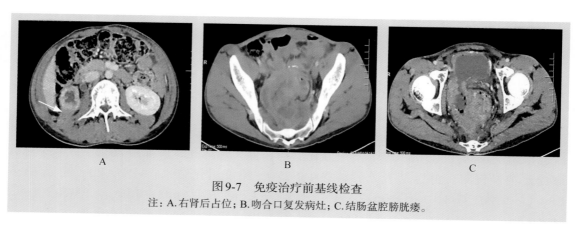

图9-7　免疫治疗前基线检查
注：A.右肾后占位；B.吻合口复发病灶；C.结肠盆腔膀胱瘘。

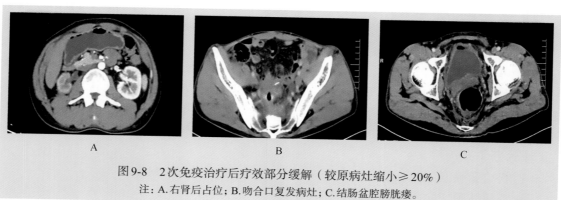

图9-8　2次免疫治疗后疗效部分缓解（较原病灶缩小≥20%）
注：A.右肾后占位；B.吻合口复发病灶；C.结肠盆腔膀胱瘘。

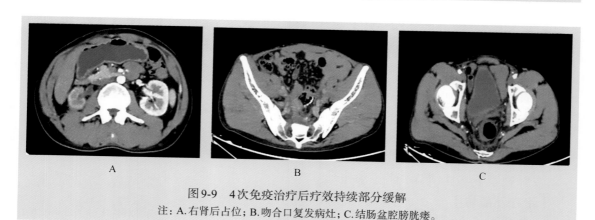

图9-9　4次免疫治疗后疗效持续部分缓解
注：A.右肾后占位；B.吻合口复发病灶；C.结肠盆腔膀胱瘘。

讨　论

患者术后分期为pT$_3$N$_0$M$_0$ Ⅱ期，神经侵犯（＋），根据2021年中国临床肿瘤学会以及美国国立综合癌症网络指南，需要行联合方案术后辅助化疗。患者此后出现局部复发及远处转移，考虑术后辅助化疗不规范所致。

根据相关文献及指南提出，结直肠癌（colorectal carcinoma，CRC）依据微卫星不稳定性（microsatellite instability，MSI）或错配修复（mismatch repair，MMR）基因状态的不同分成两类差异明显的群体：一类是免疫治疗获益人群，为MSI-H/dMMR型肠癌；另一类为免疫治疗无效人群，为MSS/错配修复功能完整（proficient mismatch repair，pMMR）型肠癌。微卫星不稳定指MMR基因——检测和修复DNA复制过程中的错误配对系统——的表观遗传功能失活或胚系突变，导致微卫星区域的DNA错误片段堆积，但并没有造成明显的染色体结构或数目改变。多个MMR基因参与错配修复蛋白缺失、dMMR结直肠癌的发病，包括MLH1、MSH2、MSH6、MLH3、PMS2、EXO1等，其中，MLH1基因启动子甲基化是引起散发性结直肠癌错配修复缺失最常见的原因；而非MLH1基因突变则更多见于遗传性结直肠癌，如林奇（Lynch）综合征。dMMR肿瘤细胞在DNA复制过程中产生大量的突变负荷导致生成大量的新抗原，从而促进抗肿瘤T细胞增殖，最终增强PD-1抗体的治疗效果。临床数据表明，13%～14%CRC患者为MSI-H/dMMR，多为差分化或黏液腺癌，右半结肠多见，对化疗不敏感。CRC细胞的微卫星状态随其癌症进展过程动态变化，分期越晚，MSI-H患者占比越低，Ⅳ期MSI-H/dMMR病例仅占4%～5%，MSI-H/dMMR与免疫治疗获益有关。在KEYNOTE-016、012、158等研究中，标准治疗失败的转移性CRC患者，帕博利珠单抗单药治疗dMMR病例的客观缓解率为39.6%～62.0%，而在pMMR者的客观缓解率为0。

患者原病理切片我院补做免疫组化结果提示dMMR（微卫星不稳定），予替雷利珠单抗单药免疫治疗5周期后疗效评价均部分缓解，局部病灶明显缩小，后续可考虑评估局部治疗如手术或放疗等的可行性。

（作者：索朗普赤　审校：陈闪闪）

参 考 文 献

［1］Poynter JN，Siegmund KD，Weisenberger DJ，et al. Characterization of MSI-Hcolorectal cancer by MLHI promoter［J］. Cancer Epidemiol Biomarkers. Prev，2008，17（11）3208-3215.

［2］中国临床肿瘤学会指南工作委员会. 中国临床肿瘤学会（CSCO）结直肠癌诊疗指南（2021）［M］. 北京：人民卫生出版社，2021.

［3］谢琳，高惠冰. 帕博利珠单抗治疗MSI-H/dMMR晚期结直肠癌的疗效和安全性［J］. 循证医学，2019，38（1）：11-19.

10 普通外科

间断右上腹痛23天

患者，女性，22岁，藏族，学生。

病历摘要

【主诉】

间断右上腹痛23天。

【现病史】

患者于23天前无明显诱因出现右上腹痛，呈间断性隐痛，可自行缓解，无明显发热、寒战、恶心、呕吐、皮肤及巩膜黄染等表现。就诊于当地县医院，完善检查后提示肝脏占位：包虫病可能？为行进一步诊治就诊于我院门诊，门诊完善相关检查后以"肝脏占位：包虫病？"收入院。病程中患者食欲减退及睡眠可，二便正常，自诉体重无明显变化。

【既往史及家族史】

患者以游牧生活为主，既往曾有多次藏獒等犬类接触史；否认高血压、糖尿病、心脏病等慢性病史；否认乙肝、结核等传染性疾病史；否认重大手术及外伤史、输血史；否认食物及药物过敏史；按期预防接种。

【体格检查】

神志清，精神可。心肺查体未及明显异常。全身皮肤及巩膜未见黄染。腹部平坦，未见肠型及蠕动波，未见明显皮疹，触软，全腹部压痛及反跳痛阴性，Murphy征（－），肝区、肾区叩击痛（－），移动性浊音（－），肠鸣音4次/分，未闻及气过水声及高调金属音。

【辅助检查】

1. 血常规、肝肾功能、电解质及凝血功能　未见异常。

2. 包虫IgG抗体　阳性。

3. 腹部增强CT　肝右叶巨大包块，伴周围不规则钙化，考虑泡型棘球蚴病，请结合临床（图10-1）。运用三维可视化技术重建出来的图像，见图10-2。

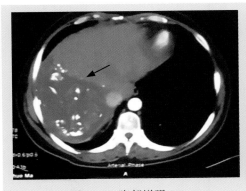

图10-1 腹部增强CT

注：箭头处为占位区。

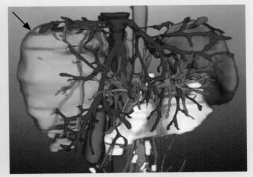

图10-2 三维可视化模拟图像

注：箭头处橙色为占位组织，可见右肝占位组织
与右侧肝中静脉粘连，不排除与下腔静脉存在粘连。

【诊断】

肝泡型球蚴病

【治疗及随访】

患者入院后积极完善术前准备，排除手术禁忌后于2018年12月16日择期在全麻下行联合肝段切除（Ⅶ段、Ⅷ段）＋肝中静脉吻合＋下腔静脉病灶侵犯段侧壁切除＋膈下和肝下引流术（图10-3、图10-4）。术后予抗凝、抗炎、止血、补液、营养支持等治疗，术后第6天患者顺利出院，第8天病理活检：（肝脏占位组织）符合肝泡型棘球蚴病改变。在术后1月余，患者再次门诊复诊，完善CT及肝功能检查未见明显异常，切口愈合良好。

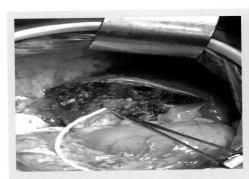

图10-3 术中切除右侧肝段（Ⅶ段、Ⅷ段）

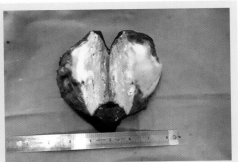

图10-4 剖开切除的病变组织

讨 论

肝脏是人体最大、也是唯一具有四套管道系统的实质性器官。解剖学研究结果显

示，肝脏是一个分段式器官，不同肝段其脉管系统的血液供应、胆汁引流均是独立的。多层螺旋CT三维重建技术应用容积再现、最大密度投影、表面遮盖等技术均能清晰直观地显示肝脏三维解剖结构与脉管系统走行，可清晰地划分肝段，尤其是特殊肝段。三维可视化技术作为现代影像学与计算机学交叉学科，为外科手术水平的提高带来新的突破。三维可视化技术重建出来的三维图像能够清晰地显示肝内脉管系统与肝脏的立体解剖，可以精准地判断肝内病灶与肝内管道系统的毗邻关系，从而对手术操作中肝内重要的管道结构起到保护作用。另外，三维可视化技术的应用可以帮助临床医生术前发现肝脏的解剖变异，有针对性地做好术前准备及术中预案，进而降低手术风险，减少出血量，缩短肝门阻断时间和手术时间，降低术后并发症的发生率。在目前精准化肝段切除的时代，高原地区运用三维技术实现肝段精准的切除对于患者来说是很大的福音。

（作者：索朗达杰　审校：巴桑顿珠）

参 考 文 献

［1］田宇剑，李伟，吴胜，等. 精准肝切除治疗肝内胆管结石的疗效分析［J］. 贵州医药，2017，41（7）：731-733.

［2］胡志刚，黄拼搏，周振宇，等. 医学三维可视化技术在肝癌切除术中的应用现状及发展趋势［J］. 中国使用外科杂志，2016，36（6）：699-701.

［3］季渝军. 关于三维重建技术在精准肝段切除治疗原发性肝癌中的临床应用分析［J］. 医学信息，2016，29：244.

［4］路洪炳. 三维可视化技术在特殊肝段肝癌切除术中的应用研究［J］. 中华医学会肝脏杂志，2019，24（12）：1459-1460.

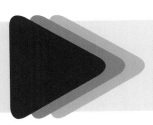

上腹痛10个月，诊断胃癌、肝转移6月余，6周期化疗后27天

患者，女性，30岁，藏族，农民。

病历摘要

【主诉】

上腹痛10个月，诊断胃癌、肝转移6月余，6周期化疗后27天。

【现病史】

患者于2021年3月开始无明显诱因出现上腹部间断性腹痛，食用生硬食物及饱胀后腹痛加重，排出多次暗红色稀便，便后腹痛无明显缓解，伴头晕、四肢乏力，当时未引起重视。于2021年7月就诊于四川大学华西医院，行胃镜＋胃窦组织活检：胃窦腺癌。2021年9月2日为求进一步诊治来我院，门诊以"胃恶性肿瘤"收入我院肿瘤科。入院后完善相关检查，结合院外检查及本院MRI，考虑胃癌、可疑肝脏及胰腺受侵、肝转移可能性大。排除化疗禁忌证后于2021年9月起先后行6周期化疗联合免疫治疗，具体方案为：奥沙利铂200mg ivgtt d1，卡培他滨1.5g po早、1g po晚d1～d14，替雷利珠单抗200mg ivgtt d1 q3w，行1周期。之后因消化道反应调整方案为：奥沙利铂120mg ivgtt d1，氟尿嘧啶0.6g ivgtt d1 3.5g 化疗泵泵入持续48小时，亚叶酸钙500mg ivgtt d1，q2w；替雷利珠单抗200mg ivgtt d1，q3w，行5周期。化疗中予以保肝、抑酸、护胃、加强营养等对症支持治疗，化疗后予以硫培非格司亭预防Ⅳ度骨髓抑制。此次为求手术治疗收入院，病程中神志清，精神可，食欲及睡眠可，小便正常，大便如上述，体重明显减轻。

【既往史及家族史】

对注射用复方三维B过敏。2021年9月于肿瘤科行输液港置入术；否认心脏病、高血压、糖尿病等慢性病史；否认乙肝、结核等慢性传染病史；否认输血史；否认外伤史；否认食物过敏史；预防接种史不详。

【体格检查】

一般情况可。全身浅表淋巴结未触及肿大。腹平软，全腹部未及明显压痛、反跳痛、肌紧张，肝脾未触及，肾区叩击痛阴性，移动性浊音阴性，肠鸣音约4次/分。直肠指检：左侧卧位进行检查，直肠腔内空虚，直肠黏膜光滑，未触及肿物、结节，退出指套未染血。双下肢无明显水肿。

【辅助检查】

1. 术前检验 血生化检查：Na 135mmol/L，ALT 69U/L，AST 60U/L；血常规、甲状腺功能、凝血功能、大便常规正常，大便OB（－），血AFP、CEA、CA125、CA19-9、CA153未见异常。

2. 四川大学华西医院（2021年8月） 胃镜检查：胃窦溃疡型新生物，性质待定。胃窦组织活检：胃窦腺癌。免疫组化：CK8/18（＋）、p53（＋）、CEA（＋）、Ki-67指数80%～90%，HER-2（0）。

3. 四川大学华西医院腹部增强CT（2021年8月） 局部胃壁增厚，胃外壁模糊，可疑肝脏、胰腺受侵。1-2-3-4d-5-6-7-8a-8p-12a-12b-12p-13-15-17-18-19区淋巴结转移。未见远处器官转移。符合胃癌CT表现，依据美国癌症联合委员会（AJCC）分期（第8版）为$T_{4b}N_{3b}M_0$。

4. 我院上腹部增强MRI（2021年9月） 肝S5段异常信号小结节影，结合DWI，考虑转移灶；胆囊胆汁淤积；胃癌，周围多发淋巴结转移。

5. 腹部增强CT（2021年11月16日行2周期化疗后） 胃窦癌，较前病变明显缩小。肝胃间隙及横结肠下间隙内淋巴结明显缩小。双侧卵巢静脉曲张。盆腔少量积液，

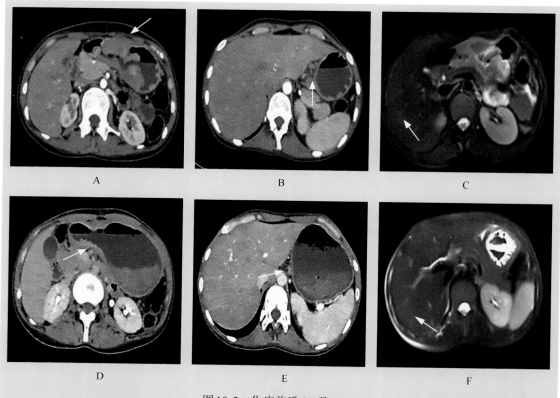

图10-5　化疗前后CT及MRI

注：A～C.化疗前原发病灶、肿大淋巴结、肝转移灶；D～F.化疗后退缩的原发病灶、退缩的淋巴结、消失的肝转移灶。

大致同前。双侧附件区卵圆形囊性病变：大致同前。

6．淋巴结超声（2022年2月16日行6周期化疗后）　双侧腋下未见明确异常肿大淋巴结；双侧锁骨上未见明确异常肿大淋巴结。

7．上腹部MRI增强（2022年3月15日行6周期化疗后）　肝脏实质内未见异常信号，脾大，右肾内囊肿。

【入院诊断】

胃窦腺癌（$cT_{4b}N_3M_1 \rightarrow cT_3N_1M_1$）

　　腹腔淋巴结转移

　　肝转移

　　化疗＋免疫治疗6周期后

　双侧卵巢静脉曲张

【外科治疗经过】

患者于2022年4月6日在全麻下行腹腔镜探查，在胃窦部小弯侧探及可疑肿瘤，质韧，大小约4cm×3cm，疑似后壁浆膜层受累，并与胰腺被膜轻度粘连；胃周第6、7、8组淋巴结均有不同程度肿大，最大者约1.0cm×0.8cm，界限清楚，余毗邻脏器未探及异常。之后行腹腔镜辅助远端胃癌切除（D2＋）、胃-空肠毕Ⅱ式吻合、空肠输出输入袢布朗式吻合术。术后剖开胃标本的情况见图10-6。

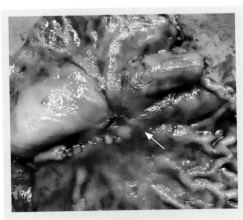

图10-6　治疗后已退缩的胃原发病灶所在部位

术后病理诊断：（远端胃癌组织）胃黏膜显慢性炎，伴纤维组织增生及局灶多核巨细胞反应，较多淋巴细胞浸润，未见癌残留（CAP 0级），未见脉管瘤栓及神经侵犯，上、下切缘未见特殊；淋巴结反应性增生0/65〔小弯淋巴结0/9；大弯淋巴结0/4（第1组淋巴结）0/3；（第3组淋巴结）0/4；（4D组淋巴结）0/6；（4SB组淋巴结）0/1；（第6组淋巴结）0/17；（第7组淋巴结）0/2；（第8组淋巴结）0/8；（第9组淋巴结）0/11〕。

【出院诊断】

胃窦腺癌（$cT_{4b}N_3M_1 \rightarrow ypT_0N_0M_1$）

腹腔淋巴结转移
肝转移
化疗＋免疫治疗6周期后
双侧卵巢静脉曲张

讨 论

胃癌的发病具有隐匿性,早期胃癌缺乏典型的临床症状。根据2020年中国癌症最新数据统计,胃癌在各种恶性肿瘤中的发病率和死亡率位居第三。全球每年新发胃癌病例约120万,中国约占40%。我国早期胃癌占比很低,仅约20%,大多数发现时已是进展期,总体5年生存率不足50%。关于西藏自治区胃癌流行病学研究资料较少,数据不完整。西藏自治区人民医院肿瘤科2010～2015年肿瘤患者统计数据显示,胃癌患者在同期所有肿瘤患者中占比45.4%;段文鑫等根据西藏自治区人民医院2013～2017年初次就诊住院的1929例恶性肿瘤患者分析结果显示,在不同时段、不同年龄、不同性别胃癌为西藏自治区恶性肿瘤发病率中第一位。藏族人群胃癌患者中所占原发部位构成比从高到低依次为胃窦(43%)、胃体(18.5%)、胃底(14.6%)。进展期胃癌占90%以上。以50～60岁为高发年龄段,较国内平原地区胃癌发病年龄提前5～10岁。可能的发病相关因素包括:①西藏自治区胃癌患者幽门螺杆菌(Helicobacter pylori,Hp)感染率较高,在一定程度上增加了患胃癌的风险;②摄入钠盐及脂肪较多,而水果、蔬菜摄入较少;食物相对粗糙,贮存时间长,部分地区居民常食用陈旧食物甚至霉变食物;部分居民有长期饮酒及吸烟史;③多数患者长期存在慢性萎缩性胃炎等慢性胃病史,胆汁反流患者多见,胃窦黏膜萎缩的发病率高。因高原地区医疗条件有限,患者就医意识较差,大多数患者确诊时已发展为进展期胃癌。

进展期胃癌指胃癌浸润至胃壁肌层或穿透肌层达到浆膜层、浆膜外,侵及邻近脏器,甚至出现远处转移,包括临床Ⅲ期及Ⅳ期胃癌。针对进展期胃癌,手术及化疗是胃癌的主要治疗措施。近年来我院借鉴目前国内外较新的治疗理念,对临床分期级别较高的患者进行新辅助治疗或转化治疗,结果表明,新辅助治疗及转化治疗获得了较好的疗效。术前行新辅助化疗有可能使肿瘤病灶退缩,降低肿瘤分期,并提高肿瘤的根治性切除率。有研究证明,新辅助化疗联合腹腔镜辅助胃癌根治术组患者的临床治疗总有效率显著高于单纯根治术组($P < 0.05$)。新辅助化疗＋根治术组患者手术用时、术中出血量均显著少于单纯根治术组,前者的根治性切除率显著高于单纯根治术组($P < 0.05$)。二者术后并发症的发生率差异无统计学意义($P > 0.05$)。新辅助化疗＋根治术组患者的术后1年生存率显著高于单纯根治术组,而前者的肿瘤复发率和转移率显著低于单纯根治术组($P < 0.05$)。这些数据表明,新辅助化疗联合腹腔镜辅助胃癌根治术具有较好的临床疗效。

本例患者术前诊断为临床Ⅳ期胃癌，经过肿瘤内科、放射科、普通外科、消化内科等多学科会诊，决定采用先行药物治疗的方案。经过6周期化疗＋免疫治疗的转化治疗，胃原发病灶、淋巴结转移病灶及肝脏转移病灶均明显退缩，其后患者转入普通外科接受了腹腔镜微创手术，术后病理检查发现胃原发部位的肿瘤病理完全缓解。这是一个比较成功的多学科协作（MDT模式）诊治进展期胃癌的病例，其整个诊治过程很值得临床医生对新辅助治疗、转化治疗在消化道肿瘤综合治疗中的作用进行深度思考，并在将来有针对性地做深入的临床研究。应该注意的一个问题是患者术后胃原发病灶病理已完全缓解，但肝脏的转移病灶是否获得病理完全缓解，或者临床完全缓解的治疗效果并未得到确认。因此，在手术后对本例患者再次进行多学科会诊讨论的过程中，肿瘤内科专家建议，为实现更好的临床疗效，患者需"再接再厉"，继续药物治疗＋原肝脏转移病灶区域的放疗。目前患者正在进行进一步治疗的过程中。

（作者：古桑措姆　熊　伟　审校：边巴扎西　陈闪闪）

参 考 文 献

［1］段文鑫，泽永革，丁杰雯，等. 西藏自治区1929例4恶性肿瘤住院患者构成特征分析［J］. 中国肿瘤，2018，27（2）：114-117.

［2］王冰. 新辅助化疗联合腹腔镜辅助胃癌根治术治疗进展期胃癌的效果［J］. 临床医学，2022，42（1）：20-23.

［3］朱夕章，徐国茂. 85例胃癌病理分析［J］. 中国医药导刊，2011，13（7）：1185-1186.

身高变矮伴四肢关节疼痛6年

患者，男性，27岁，藏族。

病历摘要

【主诉】
身高变矮伴四肢关节疼痛6年。

【现病史】
患者于6年前开始逐渐出现身高变矮（约6cm），伴四肢关节疼痛、四肢乏力，无其他不适，就诊于我区其他医院，未能明确诊断，予以藏药治疗，症状未缓解而出院。其间，患者身高仍逐渐变矮（1年内变矮约1cm）。2年前右侧股骨出现病理性骨折，出现四肢远端关节畸形，无法站立及行走，就诊于我院血液科，完善颈部B超、甲状旁腺激素等相关检查，考虑甲状旁腺功能亢进症，为进一步诊治收入院。

【既往史及家族史】
2年前右侧股骨干病理性骨折；血尿病史1年，诉活动量大时易出现，3～4次/年。

【体格检查】
生命体征尚平稳，轮椅推入病房，精神差，痛苦表情，营养状况差，身材矮小。颈部未触及明显包块。四肢远端关节畸形，双下肢水肿明显，左下肢为主。

【辅助检查】
1. 血液检查　血PTH 2622.70pg/ml；血Ca 2.67mmol/L；血P 0.53mmol/L；血25-OH维生素D 5.70ng/ml。

2. 颈部超声（图10-7）　甲状腺右叶背侧低回声结节，考虑甲状旁腺来源，建议结合PTH检查。

3. 颈部增强CT　甲状腺左、右侧叶及甲状腺峡部内散在小结节影，以右侧叶下极为著，约0.52cm×0.59cm，性质待定。双侧锁骨、肩胛骨及胸骨多发骨折破坏。

4. 泌尿系统超声　双肾结石。

5. 下肢MRI　右侧股骨干病理性骨折。

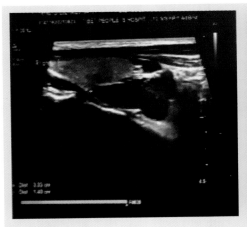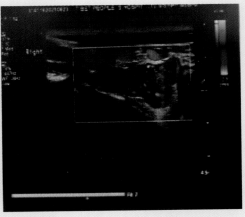

图10-7　颈部超声

【诊断】

原发性甲状旁腺功能亢进症

　　甲状旁腺腺瘤

右股骨干病理性骨折

高钙血症

低磷血症

双肾结石

【治疗及随访】

患者入院后完善相关检查，排除手术相关禁忌证后于2021年6月28日全麻下行右侧甲状旁腺切除术（图10-8、图10-9），术后10分钟PTH 895.00pg/ml，术后30分钟PTH 191.90pg/ml，术后1小时PTH 138.2pg/ml，术后出现一过性低钙血症，经补钙等对症治疗

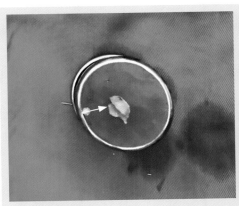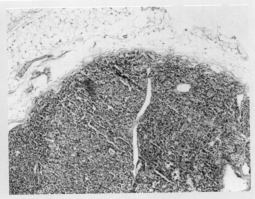

图10-8　切除的甲状旁腺组织，箭头　　　图10-9　切除的甲状旁腺病理切片图像
所示为切除的右下甲状旁腺组织

后病情好转出院。术后病理检查结果为甲状旁腺腺瘤样增生。2022年5月于我院复查，血PTH已恢复正常，血钙、血磷水平偏低，精神佳，身高较前增长约5cm，可站立及行走。

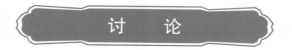
讨　论

原发性甲状旁腺功能亢进症（primary hyperparathyroidism，PHPT）是由甲状旁腺本身病变导致合成、分泌甲状旁腺激素（parathyroid hormone，PTH）过多，引起钙、磷和骨代谢紊乱的全身性疾病。PHPT需与继发性甲状旁腺功能亢进症相鉴别，后者通常继发于慢性肾病、肠吸收不良综合征、Fanconi综合征、肾小管性酸中毒、维生素D缺乏或抵抗等。此外，PHPT所导致病理性骨折需与普通骨折相鉴别，前者引起机体钙、磷代谢紊乱，增强骨组织破骨活性，打破成骨与破骨之间的平衡，致骨质疏松，患者容易发生骨折，而普通骨折往往是由于身体受到直接或间接暴力如跌倒、撞击、交通意外等发生。据报道，PHPT在国外发病率高达 1/2000～1/500，主要是美国和北欧国家。在国内随着对本病的关注，PHPT的报道逐渐增加。目前，在我区尚未见相关病例报道。

PHPT可累及全身多个系统，临床表现个体差异大，误诊率、漏诊率较高。PHPT的非特异性症状包括乏力、易疲劳、皮肤瘙痒、体重减轻、食欲减退等，其他还包括骨痛（尤其是承重部位）、骨质疏松等运动系统表现，烦渴、多饮、多尿及肾结石等泌尿系统症状，食欲差、恶心、呕吐及便秘等消化系统症状，高血压及心律失常等心血管系统表现，淡漠、消沉、烦躁及严重者出现的幻觉等神经精神系统症状，甚至出现贫血、糖代谢异常等血液及内分泌系统问题。上述临床表现可单独或同时几种出现在患者身上，无疑增加了该病的诊断难度。我们往往会因为甲状旁腺位置隐蔽、形态较小，而忽略了它所产生的激素在全身多个系统中的作用，从而导致疗效不尽人意或治标不治本。

PHPT的定性诊断可通过检测血清PTH、钙、磷水平等实现，定位诊断方法包括颈部超声、CT及甲状旁腺核素显像等。相关文献报道显示，45例甲状旁腺肿瘤检查中，颈部B超阳性率为 86.7%，颈部CT阳性率达93.8%；Lu等分析了107 例 PHPT 患者，提示颈部彩超的灵敏度为86.0%，颈部CT的灵敏度为 80.8%。有报道显示，^{99m}Tc-MIBI双时相显像诊断甲状旁腺瘤的灵敏度为79%～100%，并能检出直径＜1.0cm的甲状旁腺瘤。PHPT的治疗包括手术治疗和药物治疗，前者是首选的治疗方式，但也会因为手术不彻底而效果欠佳。

在医疗资源相对匮乏的高原地区，临床医生应重视PHPT，只有当医生足够了解其临床特点，才可能使患者得到尽早的诊治。

（作者：旦增贡色　审校：达瓦晋美）

参 考 文 献

［1］Insogna KL．Primary Hyperparathyroidism［J］．N Engl J Med，2018，379（11）：1050-1059．

［2］Wilhelm SM，Wang TS，Ruan DT，et al．The American Association of Endocrine Surgeons Guidelines for Definitive Management of Primary Hyperparathyroidism［J］．JAMA Surg，2016，151（10）：959-968．

［3］夏发达，梁慧文，李劲东，等．45 例甲状旁腺肿瘤临床分析［J］．中国普通外科杂志，2013，22（5）：613-617．

［4］Feng L，Zhang X，Liu ST．Surgical treatment of primary hyperparathyroidism due to parathyroid tumor: A 15-year experience［J］．Oncol Lett，2016，12（3）：1989-1993．

［5］陈维安，崔颖鹏，李春红，等．^{99m}Tc-MIBI双时相显像诊断甲状旁腺功能亢进的临床价值［J］．中国临床医学影像杂志，2006，17（3）：146-147．

上腹部疼痛10余天

患者，女性，46岁，藏族，牧民。

病历摘要

【主诉】

上腹部疼痛10余天。

【现病史】

患者于10余天前无明显诱因出现上腹部疼痛，呈间断性钝痛，无腹胀、腹泻，无恶心、呕吐，无发热、乏力等不适症状。为进一步诊治就诊于我院，门诊以肝右叶细粒棘球蚴感染，上腹部占位性质待查收入院。患者自发病以来，神志清，精神可，食欲、睡眠可，二便正常，体重减轻约2kg。

【既往史及家族史】

既往体健，有牧区及包虫疫区居住史。

【体格检查】

全身皮肤及巩膜无黄染。腹部稍膨隆，未见腹壁静脉曲张及蜘蛛痣，未见胃肠型及蠕动波；触软，左侧腹部及右上腹压痛（＋），Murphy征（－），腹部无肌紧张及反跳痛，剑突下4横指、右肋下3横指可触及肝下缘，质地韧，伴触痛，脾未触及肿大；腹部叩诊呈鼓音，肝区叩痛明显，脾区及双肾区无叩痛，移动性浊音（－），肠鸣音约3次／分，未闻及气过水声及高调金属音。其他无特殊。

【辅助检查】

1. 血常规　Hb 101g/L，PLT 588×10^9/L。

2. 血生化检查　ACb 28.4g/L，血 AMY 746U/L。

3. 淀粉酶　尿 AMY 6529.2U/L。

4. 肿瘤标志物　CA19-9 603.39U/ml。

5. 包虫IgG抗体检测　10.79s/co。

6. 上腹部增强CT　十二指肠壶腹部占位：腺癌？肝右叶细粒棘球蚴感染，肝右后叶细粒棘球蚴钙化；肝内外胆管及胰管明显扩张（图10-10）。

7. 胃镜检查　十二指肠球降部结节样新生物性质待定；慢性浅表性全胃炎（中度）。

8．胃镜活检病理　腺癌；免疫组化：CDX-2（＋），CEA（灶＋），AE1/AE3（＋）、HER-2（0）、p53（＋），Ki-67指数60%。

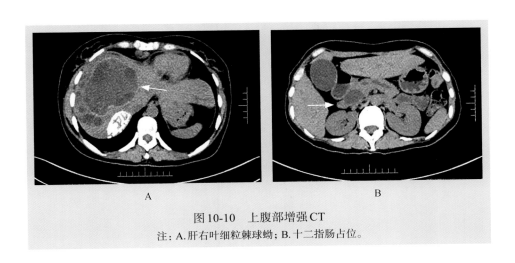

图10-10　上腹部增强CT
注：A.肝右叶细粒棘球蚴；B.十二指肠占位。

【入院诊断】

十二指肠壶腹部腺癌

肝细粒棘球蚴感染

急性胰腺炎

贫血

低蛋白血症

乙型肝炎病毒感染

慢性浅表性胃炎（中度）

【治疗及随访】

入院后完善相关检查，经科室讨论后，于2019年4月4日行"胰十二指肠切除术、肝包虫内囊摘除术、外囊次全切除、包虫残腔引流术、空肠造瘘术"（图10-11）。手术顺利，术后予以补液、抗感染、纠正低蛋白血症、营养对症支持治疗。术后1个月复查上腹部CT（图10-12）。术后第1个月、6个月、12个月随访，患者恢复良好。

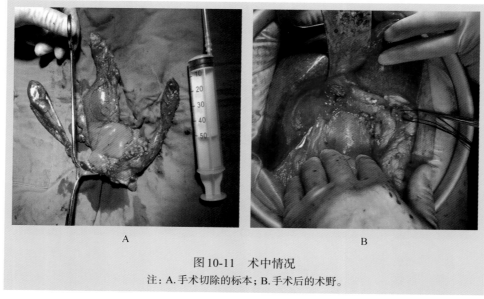

图10-11　术中情况
注：A.手术切除的标本；B.手术后的术野。

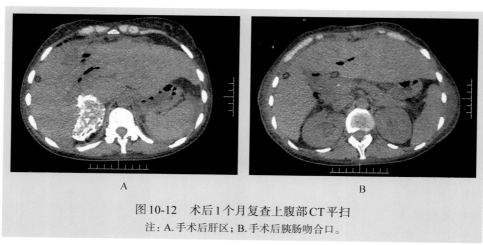

图10-12　术后1个月复查上腹部CT平扫
注：A.手术后肝区；B.手术后胰肠吻合口。

讨　论

　　壶腹周围癌包括胆总管末端癌、十二指肠乳头癌、胰头癌、肝胰壶腹癌等。外科手术切除是治疗壶腹部癌的主要方法，因壶腹周围结构复杂、"四通八达"的解剖特点，壶腹周围癌的标准术式为胰十二指肠切除术（Whipple手术）。作为普外科最复杂手术之一，该术式的切除范围包括胰头、十二指肠、部分上段空肠、中下段胆管、胆囊、大部分胃（若行保留幽门的Whipple手术，则保留全胃）。胰腺是腹膜后位器官，邻近肠系膜上血管、脾血管、门静脉、下腔静脉、腹主动脉等重要的大血管，手术难度及风险较大。

包虫病又称棘球蚴病，又称高原虫癌，是由棘球蚴寄生引起的一种人畜共患性寄生虫病，特点是致死率高、复发性强、疾病后期治愈难度大。西藏是中国乃至世界包虫病流行最为严重的地区之一。包虫病在高原牧区肆虐已久，严重危害牧区人民的身体健康，是疫区群众因病致贫、返贫的重要原因之一。

由于药物治疗效果有限，手术是目前主要的治疗方式。肝囊型包虫病占所有囊型包虫病的62%，肝泡型包虫病占所有泡型包虫病的98%。随着精准医疗和个体化医疗的发展，外科手术治疗方式也愈加完善。囊型包虫病是一种多房型包虫病，以囊性为主，由子囊、内囊和外囊组成。泡型包虫病是浸润性生长的实质性包块，质地硬，具有较高侵袭性。目前对于囊型肝包虫病的主要手术治疗方法包括内囊摘除术、外囊剥除术、内囊摘除＋外囊次全切除术、肝段切除术、经皮穿刺囊液引流术等。泡型包虫病主要手术治疗方法为根治性肝切除术、联合肝脏分隔和门静脉结扎的二步肝切除术、肝移植术、姑息性手术等。本例患者采用的手术方式是内囊摘除加外囊次全切除术。外囊完整剥除术是肝囊型包虫病的首选术式，但由于肝脏复杂的解剖结构及可能出现大出血等风险，术者常选择在内囊摘除的基础上最大限度地切除外囊壁，仅留下紧贴肝门、下腔静脉等重要血管或周围解剖层次不清的外囊壁，这样既能降低因残腔导致的胆漏或感染等并发症，又能兼顾手术耗时短、创伤小、出血少、风险低的优点。具体术式的选择主要取决于病程的进展，病变部位、大小、数量，以及可利用的手术设备、器械。

"上医治未病"，对包虫病的预防工作是非常重要的。做好包虫病的防治工作，一方面可以免除患者的疾病之苦，另一方面也可以节约国家的医疗资源。目前，我国对包虫病设立了防控专项。西藏是包虫病发病的重要疫区，2016年国家组织全国17个省（区、市）对口援助西藏开展包虫病流行病学调查，并对确诊患者进行积极治疗，相信不久会实现显著降低包虫病发病率的目标。

本例患者十二指肠壶腹部腺癌合并肝细粒棘球蚴感染，属于罕见病例，系西藏自治区第一例。普通外科对其施行 Whipple 手术联合肝包虫内囊及外囊次全摘除术，术后恢复良好。该病例的成功诊治体现了西藏自治区人民医院普通外科医疗技术的进步，以及诊治疑难复杂病例水平的提升。

（作者：周亚明　审校：巴桑顿珠）

参 考 文 献

［1］Reissig TM，Siveke JT．Multimodal treatment of periampullary carcinoma［J］．Chirurg，2021，92（9）：803-808．

［2］于雁宾，庄云龙，李丽昕，等．藏族地区80例肝包虫病施行根治手术的临床分析［J］．肝脏，2021，26（10）：1167-1169．

［3］蔡翊，成伟，陈梅福，等．腹腔镜胰十二指肠切除术治疗壶腹部肿瘤：附35例报告［J］．中国普通外科杂志，2020，29（9）：1151-1156．

体检发现肝包虫病2年

患者，女性，36岁，藏族，牧民。

病历摘要

【主诉】

体检发现肝包虫病2年。

【现病史】

患者2年前于当地医院体检时发现肝包虫病，无腹痛、腹泻，无发热、黄疸等不适，当时未予重视，未行特殊处理。2年来患者于当地医院随诊发现肝包虫逐渐增大。患者为求进一步诊治，就诊于我院门诊，门诊行相关检查后以"肝细粒棘球蚴感染"收住我科。病程中患者神志清，精神可，睡眠及食欲可，二便正常，体重无明显变化。

【既往史及家族史】

患者有西藏那曲地区包虫病疫区接触史。家族史无特殊。

【体格检查】

全身皮肤及巩膜无黄染。右侧甲状腺可触及大小约8.0cm×5.0cm质软包块，表面光滑，活动度差，可随吞咽运动而活动，压痛阴性，未闻及血管杂音，颌下、颏下、锁骨上淋巴结未扪及肿大。腹部平坦，触软，右上腹部压痛阳性，无明显反跳痛，全腹部未扪及明显包块，肝、脾肋下未触及肿大，Murphy征阴性，腹部叩呈鼓音，双肾区、肝区、脾区叩击痛阴性，移动性浊音阴性，无液波震颤，肝浊音界正常，肠鸣音约4次/分。

【辅助检查】

1. 血常规、尿常规、便常规、凝血、肝肾功能、血糖、电解质及感染八项　未见明显异常。

2. 包虫IgG抗体检测　1s/co。

3. 腹部CT　肝脏大小形态轮廓可，各叶比例协调，肝右后叶见类圆形高低混杂密度影，其内见飘带征，边缘见环形钙化密度影，最大截面积约为8.8cm×7.1cm×6.7cm，边界尚清，与下腔静脉关系密切（图10-13）。

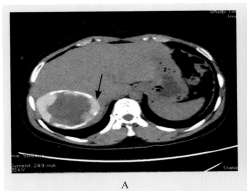
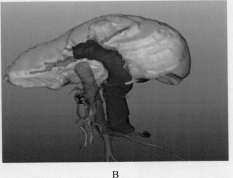

A   B

图 10-13 术前 CT 及三维可视化成像

注：A.右肝囊性占位病变，与下腔静脉关系密切（箭头所示）；B.三维可视化成像准确评估占位与周围血管及胆管的关系。

【诊断】

肝囊型包虫病

【治疗及随访】

患者入院后完善相关术前检查，无手术禁忌，择期全麻下行腹腔镜探查，头高足低左侧倾斜卧位，肝Ⅵ段、Ⅶ段可见大小约9cm×10cm×9cm包块，壁发白，呈囊性改变，与右侧膈肌粘连紧密。术程中首先常规分离粘连，解剖游离出肝十二指肠韧带，预留阻断带，充分游离肝脏，将包块显露清楚后，沿着包虫囊肿壁与正常肝组织之间分离间隙，将血管及细小胆管分别用超声刀切断，并用Hemoloc夹夹闭，于右肝静脉处用腹腔镜下直线切割闭合器切闭，完整将包虫囊摘除，手术创面严密止血，探查手术创面可见2处胆瘘，用PDS-2予以修补（图10-14）。术程顺利，出血少量，手术时间150分钟。肝门阻断2次，间隔5分钟，总阻断时间为16分钟。术后给予抗感染及补液对症支持治疗。

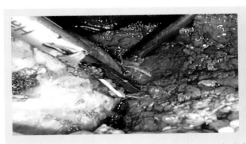
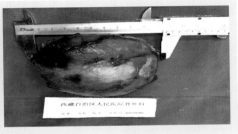

图 10-14 术中情况及术后标本

病理检查结果：（右肝包虫）细粒棘球蚴病，纤维外囊壁纤维化，间质血管扩张、淤血、出血，较多炎细胞浸润（图10-15）。

患者术后恢复顺利，第3天正常进食并拔除腹腔引流管，术后第8天治愈出院。术后复查CT：肝脏创面未见明显积液（图10-16），术后3个月随访无不适。

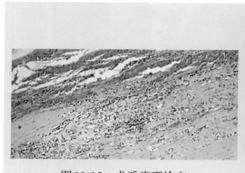
图10-15　术后病理检查

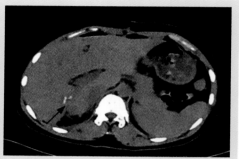
图10-16　术后复查CT
注：肝脏创面未见明显积液（箭头所示）。

讨　论

肝囊型包虫病（hepatic cystic echinococcosis，HCE）是西藏牧区高发的人畜共患性寄生虫病，2016年流行病学调查显示，西藏自治区肝包虫病平均患病率为1.66%，检出病例2.68余万例。是我国患病率最高的省/自治区。

随着微创外科技术的发展，以及术前对肝脏储备功能评估能力的提高，越来越多的国内外学者尝试应用腹腔镜手术治疗肝包虫病，新疆、青海等自治区、省在腹腔镜手术治疗肝包虫病领域取得了一定成效，其研究的初步结果证实，与传统开腹手术相比，腹腔镜手术不会增加手术时间和出血量，同时可加速术后康复，缩短住院时间，术后短期并发症发生率低于传统开腹手术。

腹腔镜手术治疗肝囊型包虫病的优点是在不增加远期包虫病复发率的前提下，视野清晰，操作精准，可安全有效地实施根治性手术，如肝段切除、外囊完整切除、外囊次全切除、内囊切除等，手术切口小，腹腔粘连轻，有助于提高术后患者的总体生活质量。截至目前，西藏自治区人民医院普外科已成功开展60余例腹腔镜肝包虫病手术，取得了比较丰富的手术经验，其优良的近期和远期临床疗效必然造福高原人民。

（作者：索郎多杰　审校：巴桑顿珠）

参 考 文 献

［1］钟锴，鲁发顺，邵英梅，等. 基于荟萃分析的腹腔镜手术治疗肝囊型包虫病的疗效评价［J］. 中华肝胆外科杂志，2021，27（1）：55-60.

［2］邹海波，罗兰云，王冠，等. 腹腔镜肝包虫外囊摘除术治疗囊型包虫病的疗效分析［J］. 腹腔镜外科杂志，2016，21（5）：340-343.

［3］中国医师协会外科医师分会包虫病外科专业委员会. 肝两型包虫病诊断与治疗专家共识（2019 版）［J］. 中华消化外科杂志，2019，18（8）：711-721.

［4］吐尔干艾力，邵英梅，赵晋明，等. 肝囊型包虫病胆道并发症284例的诊治分析［J］. 中华肝胆外科杂志，2011，17（2）：104-109.

［5］塔来提·吐尔干，邵英梅，张瑞青，等. 腹腔镜下不同术式治疗肝囊型包虫病的临床疗效分析［J］. 中华肝胆外科杂志，2019，25（9）：664-667.

发现右侧颈部肿物1年余

患者，女性，60岁，藏族。

病历摘要

【主诉】

发现右侧颈部肿物1年余。

【现病史】

患者右侧颈部1年前无明显诱因出现一肿物，约鸽子蛋大小，无压痛等不适症状，未重视。曾就诊于我院普通外科门诊，诊断为"右侧颈动脉体瘤"，建议进一步治疗。因当时患者无不适症状，故患者及家属决定暂观察随诊。此后患者诉包块忽大忽小，无疼痛等不适。现为进一步治疗来诊。

【既往史及家族史】

既往体健，个人史、家族史无特殊。

【体格检查】

右侧颌下可见大小约5cm×5cm包块（图10-17），质软，未触及明显搏动，压痛（-），活动度差，右侧颈部未触及明显肿大淋巴结，双侧甲状腺未见，亦未触及异常。颈部血管未闻及杂音。

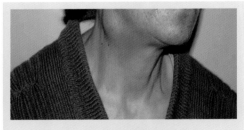

图10-17 右侧颌下包块

【辅助检查】

1. 血常规、生化、电解质、凝血功能、感染全套 未见明显异常。

2. 颈部CTA 右侧颈部颈动脉分叉处包块影（图10-18），考虑为右侧颈动脉体瘤，请结合临床。

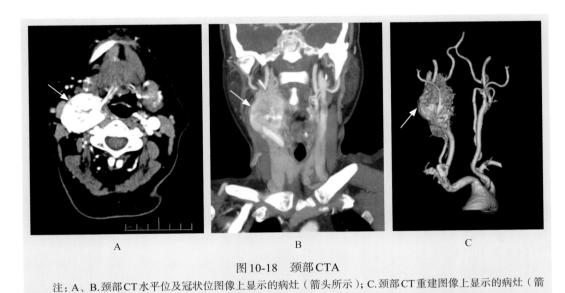

图10-18　颈部CTA

注：A、B.颈部CT水平位及冠状位图像上显示的病灶（箭头所示）；C.颈部CT重建图像上显示的病灶（箭头所示）。

【诊断】

右侧颈动脉体瘤（Shamblin Ⅲ型）

【治疗及随访】

入院后完善相关检查，经神经外科、耳鼻喉科、心内科、呼吸内科等多学科会诊讨论后，于2021年9月2日在全麻下行"右侧颈动脉体瘤切除术＋右侧颈部负压引流术"（图10-19），手术顺利，术后予以补液、营养神经对症支持治疗。术后病理结果：

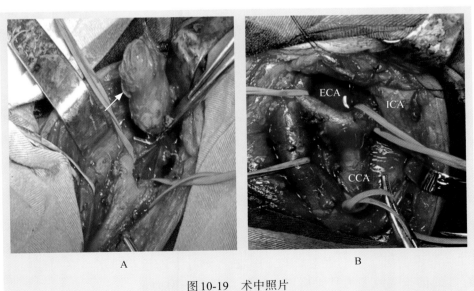

图10-19　术中照片

注：A.瘤体切除前瘤体位置（箭头所示）；B.瘤体切除后术区：CCA为颈总动脉、ICA为颈内动脉、ECA为颈外动脉。

符合副神经节瘤，免疫组化：GFAP（部分＋）、S-100（＋）、p53（－）、Ki-67指数10%、EMA（－）、CK7（－）、CgA（＋）、Sny（＋）。术后第1个月、3个月、6个月随访，未见脑缺血、脑神经损伤等术后并发症。

讨　论

颈动脉体瘤（carotid body tumor，CBT）又称化学感受器肿瘤，好发年龄约为50岁，发病率（1～2）/万，散发性CBT占90%，男女比例为1∶1.9；家族性CBT占10%，男女比例为1∶1。近年来发现，c-myc、BCL-2、C-erbB、C-erbB3和c-jun等癌基因在CBT中有异常表达，可能与其发病有关。

临床上需要与以下疾病鉴别。

1．颈部神经鞘瘤　是神经鞘细胞来源的良性肿瘤，以迷走神经、交感神经的神经鞘瘤最多见，肿瘤位于颈动脉分叉的内侧，常将颈动脉分叉、颈内动脉及颈外动脉推向外侧，与颈动脉无黏附关系。肿瘤呈实质性，质地韧，表面光滑，无搏动感。阻断颈动脉，肿块无缩小。CT及血管造影见肿瘤无明显造影剂染色现象。

2．颈动脉瘤　以颈内动脉瘤最多见，有很强的搏动感，体格检查时压迫近端颈总动脉后肿块立即消失，超声检查有助于鉴别。

3．颈动脉分叉扩张症　多见于伴有动脉硬化及高血压的老年人，表现为颈动脉分叉区轻度扩张，易被误诊为颈动脉体瘤。体格检查时压迫颈总动脉，肿块立即萎缩消失。

4．淋巴瘤或转移性恶性肿瘤　淋巴瘤及鼻咽部、甲状腺的恶性肿瘤有时可累及颈部淋巴结，表现为颈部无痛性肿块。与颈动脉体瘤不同的是肿块常为多发，质地硬，生长迅速，无搏动感。体格检查时压迫颈总动脉后肿块无缩小。淋巴瘤往往伴有全身症状，而鼻咽部、甲状腺转移性癌一般比较容易发现原发病灶。

颈动脉体的血流量和耗氧量极大，其血流量可达0.2L/（g·min），超过了甲状腺、脑和心脏的血流量。颈动脉体化学感受器兴奋时，可反射性地引起呼吸运动加深、加快，进而反射性地影响循环功能，使机体出现呼吸频率加快、潮气量增加、心率加快、心输出量增加、脑和心脏的血流量增加，而腹腔内脏的血流量减少等变化，这些病理生理特点给手术操作及术中麻醉管理造成了较大的困难。

在高原地区，因为长期慢性低氧刺激使颈动脉体组织增生，是促使CBT发病的重要因素，高原地区发生CBT的可能性是平原地区人群的10倍。患者起病初期无明显不适症状，经常因体检发现或瘤体增大而就诊。目前西藏自治区人民医院作为全区首家开展CBT切除术的医院，已经对CBT的诊断、治疗、随诊积累了一系列经验，为保障自治区百姓的健康福祉、为"大病不出藏"贡献着一份力量。

（作者：周亚明　审校：普布次仁）

参 考 文 献

［1］陆信武. 临床血管外科学［M］. 北京：科学出版社：2018.

［2］朱吉海，杨佳，马伟，等. 高海拔地区颈动脉体瘤围术期颈动脉处理策略：单中心经验［J］. 中国普通外科杂志，2020，29（12）：1521-1527.

11 神经外科

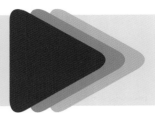

右眼突出3年余，伴右眶周及头部剧烈疼痛2周

患者，女性，64岁，藏族。

病历摘要

【主诉】

右眼突出3年余，伴右眶周及头部剧烈疼痛2周。

【现病史】

患者3年前右眼突出，随后逐步视力下降，右眼睑闭合，不能睁眼，未引起重视，近2年左眼视力下降，就诊当地医院考虑白内障，行手术治疗，视力恢复不佳，未引起重视，未做进一步检查及治疗。近2周开始右眶周及头部剧烈疼痛，口服镇痛药物效果不佳，严重影响日常正常生活，就诊外院检查考虑右侧眼眶及颅内占位，为进一步诊治就诊我院，门诊MRI检查发现右侧颅眶沟通性肿瘤，故收入我科治疗。病程中无意识障碍、抽搐、二便失禁。

【既往史及家族史】

数年前有肺结核病史，未行规范治疗。否认其他手术史，无外伤史。无特殊家属遗传性疾病史。否认高血压、糖尿病等慢性病史。

【体格检查】

一般情况可，神志清，精神差。右眼突出，张力高，上睑下垂，眼球固定，失明；左眼视力近距离手动，瞳孔呈白内障术后改变，不规则，对光反射存在，余无特殊。

【辅助检查】

1. 头部增强MRI　见图11-1。

2. 眼眶增强MRI　见图11-2。

【治疗及随访】

入院后初步诊断脑膜瘤，完善辅助检查后行手术治疗。

1. 手术治疗（图11-3）　右额眶颧入路切除蝶骨嵴、鞍区、眶尖部肿瘤，术中充分掀开额底外侧眶顶、部分眶外侧壁、额骨颧突、额骨及颞骨部分，充分磨出蝶骨嵴，硬膜外咬除前床突，硬膜外电灼肿瘤基底，充分打开外侧裂释放脑脊液，缓解颅内压，电灼肿瘤基底，逐步分块切除肿瘤组织，同时沿外侧裂远端逐步暴露大脑中动脉M1段，探寻右颈内动脉分叉、大脑前动脉A1段、颈内动脉，肿瘤完全包绕大脑中动脉M1段近端、颈内动脉分叉及颈内动脉颅内段及右视神经，右视神经变形，颜色与肿瘤

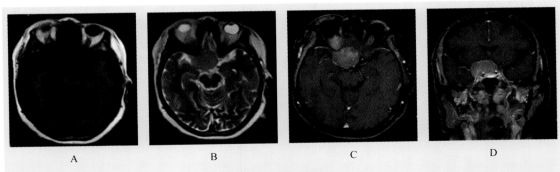

图 11-1　头部增强 MRI

注：A.T1WI：右侧眶尖部、鞍区、蝶骨嵴内侧沟通肿瘤，呈均匀略低或等信号，内有粗大流空的血管影；B.T2WI：肿瘤呈均匀等或低信号，内有粗大流空的血管影；C.眶内及颅内肿瘤强化均匀，供血丰富；D.增强冠状位，肿瘤均匀强化，包绕右侧颈内动脉、大脑中动脉，与左侧颈内动脉粘连紧密。

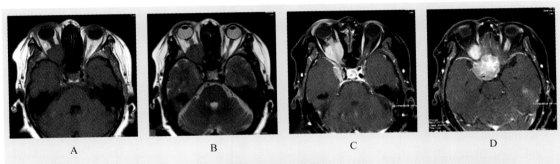

图 11-2　眼眶增强 MRI

注：A.T1WI：眶尖部占满肿瘤，且经视神经管与颅内沟通，呈均匀等信号；B.T2WI：肿瘤呈等或略低均匀信号；C.眶内肿瘤均匀强化，颅内侵及海绵窦，且颅中窝底硬膜强化，呈"脑膜尾征"；D.颅眶肿瘤均匀强化，颅内肿瘤包绕右侧颈内动脉及其分支。

分辨不清，肿瘤推压视交叉及左视神经，与颈内动脉有粘连，左视神经颜色可，变形明显，从肿瘤中仔细锐性剥离以上血管及视神经，解剖完好保留，分块逐步完全切除颅内肿瘤后见右侧视神经管扩大，肿瘤经此向眼眶生长，经眶顶、眶外侧探查眼眶内肿瘤并逐步切除，肿瘤位于眶尖部肌锥内，分块完全切除。

2．术后治疗　术后次日转出重症监护病房，酌情给以抗炎、防治脑血管痉挛、预防癫痫、脱水、糖皮质激素、对症支持等治疗。术后眼眶突出、眼周痛及头痛缓解，左眼视力大致同前，肢体活动正常。

3．病理检查结果　颅内肿瘤病理、眼眶肿瘤病理均为脑膜瘤（WHO Ⅰ级）。

4．随访　术后第 3 个月、6 个月、12 个月门诊随访复诊，右眶周痛及头痛完全消失，右眼球不突出，眼睑闭合同前，左眼视力较前恢复（近距离数指），基本生活自理，复查增强 MRI 肿瘤切除干净，未见明显残留（图 11-4）。

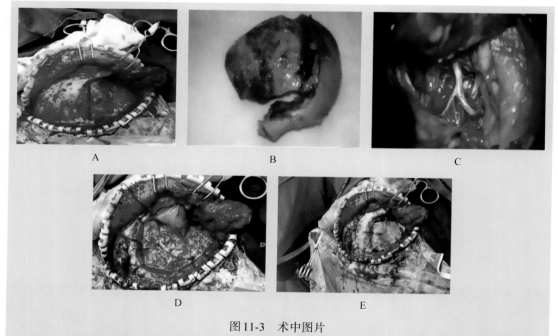

图11-3　术中图片

注：A.开颅范围，充分暴露额、眶、颞骨；B.掀开额眶颞一体骨瓣；C.术中肿瘤切除后显示颈内动脉、颈内动脉分叉、大脑中动脉、大脑前动脉及前穿质，右侧变形视神经、左侧视神经及视交叉；D.人工硬膜修补缝合眶顶、眶外侧壁，严密缝合硬脑膜；E.回纳骨瓣，重建颅底骨质。

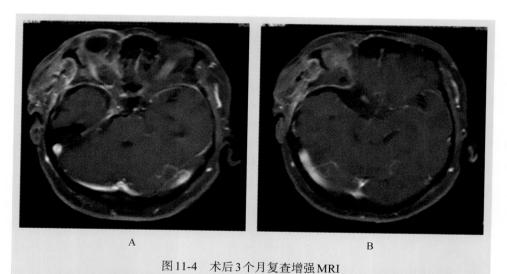

图11-4　术后3个月复查增强MRI

注：A.眶内及海绵窦区肿瘤切除干净，眶内肌肉结构保护良好，眶内压力下降；B.颅内肿瘤切除干净，未见脑组织缺血情况。

【最终诊断】

1. 右侧颅眶沟通性脑膜瘤（WHO Ⅰ级）。
2. 右眼失明。

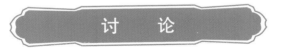

讨　　论

颅腔与眼眶经视神经管和眶上裂相通，发生于颅腔或眼眶内的肿瘤可通过视神经管、眶上裂或破坏之间的骨质进入颅腔或眼眶内，形成颅眶沟通性肿瘤。颅眶沟通性肿瘤多位于鞍区、眶上裂及眶尖等富含血管、神经及眼外肌等重要结构区域，手术切除肿瘤难度大，并发症多，属于神经外科复杂颅底肿瘤范畴。颅眶交界区主要是第Ⅱ、第Ⅲ、第Ⅳ、第Ⅵ对脑神经进出颅的地方，同时由于眼眶容积固定，内容结构多，眶内肿瘤生长后多数引起眶内压力增加。因此，颅眶沟通性肿瘤在临床上表现为眼球突出、眼球活动障碍、视力障碍、视野缺损、复视，以及眼眶周围疼痛。据文献报道，在一组48例颅眶沟通性肿瘤患者中，出现眼球突出者占95.8%，临床上以眼球突出为主要表现者应积极行CT或MRI检查，排除颅眶沟通性肿瘤。本例患者早期出现眼球突出时未引起重视，最后因肿瘤增大，眼压剧烈增高，眼球突出明显，疼痛剧烈才行头部CT检查发现此病，在病史中耽误时间较长，也为此失去了视力保护的最佳时机。由于西藏自治区医疗条件相对滞后，患者对疾病认识及重视程度不够，基层很多医护人员也对此类疾病认识不足，对临床上出现问题，选择的诊疗方法有一定的缺陷。在我科就诊的患者中，特别是颅内良性肿瘤患者，由于起病隐匿，发病时间长，早期症状不典型，往往等到出现严重的神经功能障碍才就诊，此时肿瘤已经巨大，手术难度大，风险高，处理非常棘手，"肿瘤巨大"也因此成为西藏自治区颅内肿瘤发病的临床特点之一。

脑膜瘤是常见颅脑肿瘤之一，发病仅次于胶质瘤，位居原发颅脑肿瘤第二位，占颅脑肿瘤的13%～20%，常见部位为大脑凸面、矢状窦旁、大脑镰、颅底（蝶骨嵴、嗅沟、脑桥小脑角等），颅眶沟通性脑膜瘤在脑膜瘤中属少见。本例患者也是我科近年来收治手术的众多脑膜瘤患者中的第一例。据统计，2013～2017年我院手术确诊217例颅脑肿瘤中脑膜瘤最多，占35%，其次是垂体瘤，第三位才是胶质瘤，与国际、国内报道不一致，可能与特殊地理环境、居住人群特点等有关，需要进一步深入研究。颅眶沟通性肿瘤根据肿瘤发生起源分为颅源性、眶源性和转移性肿瘤，主要包括脑膜瘤、神经鞘瘤、表皮样囊肿等良性肿瘤，以及泪腺癌、胶质瘤、肉瘤、转移瘤等恶性肿瘤，其中脑膜瘤是最常见的颅眶沟通性肿瘤。本例患者考虑为颅源性颅眶沟通脑膜瘤，此类肿瘤多数起于蝶骨嵴或鞍旁脑膜瘤经视神经管或眶上裂向眶内生长，本例患者肿瘤基底起源蝶骨嵴内侧、前床突、海绵窦硬膜，经视神经管向眶尖部生长。影像学检查是术前诊断的主要依据，通过头颅CT、头部颅增强MRI等检查，术前基本能判

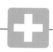

断肿瘤性质，特别是脑膜瘤，T1WI低信号或等信号，T2WI略低信号或等信号，增强肿瘤均匀强化，多数伴有"脑膜尾征"，可基本确诊。增强MRI是术前必须完善的检查，对本病诊断、手术方案制订具有不可替代的作用。本例患者根据增强MRI检查提示颅内肿瘤基底主要位于蝶骨嵴、鞍底、海绵窦壁，强化均匀，颅中窝底硬膜见"脑膜尾征"样改变，故术前就诊断为脑膜瘤，术后经病理诊断为脑膜瘤（WHO I级），与国内其他中心研究发现此部位脑膜瘤类型一致。颅眶沟通性脑膜瘤临床上常与视神经鞘瘤、表皮样囊肿、视神经胶质瘤、转移瘤及西藏自治区常见的包虫病等要作相应的鉴别诊断。视神经鞘瘤中年多见，MRI检查肿瘤边界清楚，T1WI呈等信号或略低信号，T2W1上呈均匀一致的高信号，部分肿瘤可囊变，实性部分强化，囊性部分不强化。表皮样囊肿在MRI呈长T1、长T2信号，增强呈混杂信号，其中DWI呈高信号，具有明确诊断意义。视神经胶质瘤常见于儿童。转移瘤在MRI显示肿瘤边界不清，T1WI呈低信号，T2WI多数为高低不均匀信号，增强呈不均匀强化；CT上出现边缘锐利光滑的等密度肿块，伴有骨质破坏。包虫病是西藏自治区较常见的地方特色疾病，常发生于肺、肝等器官，可以经过血液或邻近组织传播种植到全身各处，鲜有报道发生在眶内，我科曾遇到1例为布氏杆菌感染伴脓肿的眼眶内肿物，包虫在脑内发生，MRI特点为长T1、长T2囊性病变，增强不强化或出现菲薄的壁强化。

外科手术治疗是颅眶沟通性肿瘤的首选治疗方法，其目的是切除病变，缓解眶内、颅内压力和挽救视力，同时明确病理性质指导进一步治疗。由于颅眶交界区有视神经管、眶上裂及海绵窦等重要结构区域，是颅底穿行神经最多、结构最复杂的区域之一，使颅眶沟通性肿瘤手术难度大，并发症多，很多医院不能常规开展。随着颅底显微外科技术的不断发展，目前此类手术特别是颅源性颅眶沟通性肿瘤，通过神经外科颅底显微技术的应用，经颅显微镜直视下切除，取得了良好的手术效果。常用手术入路有额眶颧入路、翼点入路、眶颧入路等。目前额眶颧入路可以做到一个骨瓣，暴露额底、眶顶、眶外侧及颅中窝底，达到扩大暴露前中颅底、眶内容，手术暴露空间大，颅内可以通过磨除蝶骨嵴、前床突、视神经管，充分打开侧裂池，探查保护大脑中动脉、颈内动脉及其分支、海绵窦。术中充分暴露后首先处理肿瘤基底，减少术中出血，同时打开眶顶、眶外侧壁，眶内压力缓解明显，眶内结构暴露充分，肿瘤处理完全，术中止血彻底。本例患者采取的是额眶颧入路，术中骨质磨除彻底，肿瘤基底暴露充分，周围神经、血管探查暴露良好，眶内结构损伤小，肿瘤切除干净，术区止血彻底，硬膜修补均可在直视下完成，修补严密，整个手术开展顺利。另外，一体骨瓣对手术重建颅底、眶壁简单，术后颜面部结构基本完整，切口均在发迹内，术后面容无影响。手术体会主要有：①术前影像资料评估要到位，肿瘤与周围神经、血管的关系要充分了解；②手术入路选择要合适，初次开展暴露范围要彻底，磨除前中颅底骨质要充分，往往需要选择较大的暴露空间，以脑保护为首要微创理念，术中充分打开蛛网膜（侧裂池），释放脑脊液，在颅内压较低的情况下，处理肿瘤基底，探寻暴露肿瘤包绕或粘连神经血管，逐步分块切除肿瘤；③充分熟悉周围解剖结构，具有过硬的神经外科显微手术技能；④严密缝合硬脑膜，重视骨性颅底重建，是防治术后颅内感染及保障良好面容的关键。

颅底肿瘤由于肿瘤位置特殊，周围结构复杂，一直是神经外科手术的难点，但颅底肿瘤又多数为颅内脑外肿瘤，绝大多数为良性肿瘤。肿瘤发病早期由于肿瘤体积不大，与周围结构关系相对清晰，此时若能够尽早手术，不仅手术风险下降，手术预后更好。因此，积极提高颅底肿瘤早期诊断、早期治疗意义重大。

（作者：仁　增　审校：王栋梁　吴科学）

参 考 文 献

［1］刘志勇，王跃龙，陈虹旭，等．颅眶沟通性病变临床特点及显微神经外科手术治疗［J］．中国微侵袭神经外科杂志，2018，12（23）：529-531.

［2］赵继宗．颅脑肿瘤外科学［M］．北京：人民卫生出版社，2004.

［3］吴桐，孙丰波，唐东润，等．颅眶交界性肿瘤的临床特征及治疗［J］．中华眼科杂志，2013，49（6）：531-535.

［4］柏明涛．颅眶沟通肿瘤手术治疗现状［J］．中国临床神经外科杂志，2013，18（10）：635-637.

［5］Freeman J L，Davern M S，Oushy S，et al．Spheno-orbital meningiomas：a 16-year surgical experience［J］．World Neurosurg，2017，99：369-380.

持续头痛伴呕吐6小时

患者，男性，46岁，藏族。

病历摘要

【主诉】

持续头痛伴呕吐6小时。

【现病史】

患者6小时前劳作时突发剧烈头痛伴呕吐，无意识障碍及抽搐。随即就诊于他院，急诊行头部CT检查提示广泛蛛网膜下腔出血，为进一步治疗转至西藏自治区人民医院，急诊以"自发性蛛网膜下腔出血"收住神经外科。

【既往史及家族史】

既往高血压病史（未规律服药），10年前因外伤行左侧股骨干骨折手术。吸烟21年，＞20支/日；饮酒，以啤酒为主，每日＞500ml。

【体格检查】

神志清楚，GCS评分15分（E4V5M6），精神差。双侧瞳孔等大、等圆，直径约3mm，对光反射灵敏。口角无歪斜，伸舌居中。脑膜刺激征（＋＋）。心、肺、腹未见明显异常。肌力及肌张力正常，生理反射存在，病理反射未引出。

【辅助检查】

1. 血常规　RBC $6.03×10^{12}$/L，Hb 197g/L，Hct 56.1%。

2. 肝肾功能检查　无异常。

3. 头颅CT　广泛蛛网膜下腔出血（图11-5）。

4. 全脑血管造影　见图11-6。

【诊断】

左侧颈内动脉交通段前壁血泡样动脉瘤

自发性蛛网膜下腔出血（Hunt-Hess 2级，Fisher分级2级）

高血压病

慢性高原红细胞增多症

【治疗及随访】

患者入院后常规予以降低颅内压、抗血管痉挛、镇痛、维持内环境稳定治疗。首

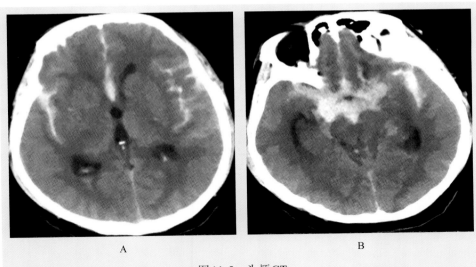

图11-5 头颅CT

注：广泛蛛网膜下腔出血，出血集中在鞍上池、双侧侧裂池。

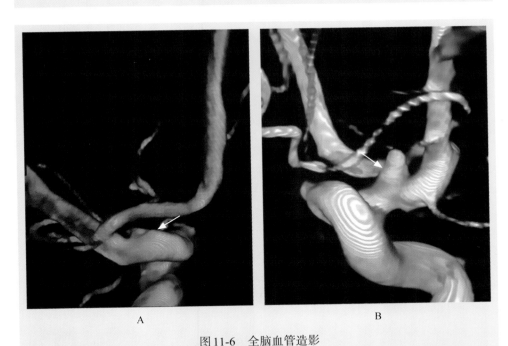

图11-6 全脑血管造影

注：A.左侧颈内动脉交通段前壁可见轻度隆起（箭头所示）（入院后第2天）；B.左侧颈内动脉交通段前壁可见一宽颈动脉瘤，瘤颈宽4.1mm，瘤体大小为3.8mm×4.3mm（箭头所示）（入院后1周）。

次造影后动脉瘤诊断缺乏证据，入院后1周后再次行造影检查明确左侧颈内动脉交通段前壁血泡样动脉瘤，随即全麻下行颅内支架系统（LVIS）辅助弹簧圈进行血管内治疗（图11-7）。术中采用微导管头塑型为"S"，导管顺利到达动脉瘤内，因动脉瘤体呈

"窝窝头"状，遂首枚弹簧圈选用2D能更好地分布于瘤体内，采用支架半释放技术覆盖瘤颈，弹簧圈继续填入后部分弹簧圈溢出瘤体，在支架与瘤颈处继续填塞形成补丁状，直至造影动脉瘤不显影后完全释放支架。术后予以替罗非班静脉泵注24小时，阿司匹林肠溶片100mg＋氯吡格雷75mg口服，间断行腰椎穿刺释放血性脑脊液，术后1周患者康复出院。随访1年，其间行两次（术后第3个月、9个月）行全脑血管造影（图11-8），逐步停用抗血小板治疗，未见动脉瘤复发。

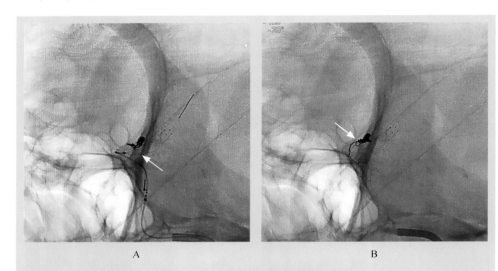

图11-7　支架辅助弹簧圈栓塞动脉瘤

注：A.支架半释放（白色箭头），增加瘤颈处填塞（黑色箭头）；B.瘤颈处补丁技术更好处理瘤颈处，可有效预防复发（白色箭头）。

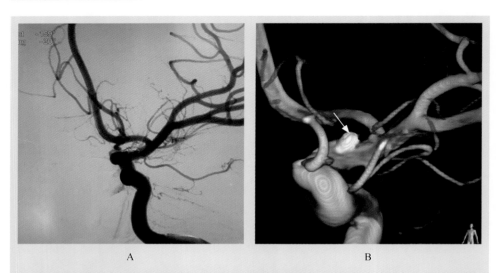

图11-8　术后第9个月复查全脑血管造影

注：A.动脉瘤栓塞满意，无复发（DSA）；B.全脑血管造影3D重建（3D-DSA），白色箭头显示栓塞后动脉瘤形态。

讨 论

颅内血泡样动脉瘤（blood blister-like aneurysm，BBA）指常发生于颈内动脉床突上段前壁、非血管分叉处、外观呈血泡样的一组动脉瘤，其特点为瘤壁薄、体积小、基底宽、瘤颈不明显，且常伴周围载瘤动脉壁缺损，占颅内动脉瘤的0.3%～1.0%、占颅内破裂动脉瘤的0.9%～6.5%。基于BBA的自身特点，无论显微外科手术还是血管内介入治疗，术中及术后的出血风险均较高，且术后极易复发，目前临床对BBA的最佳治疗方案尚未达成共识。在对蛛网膜下腔出血患者行血管检查时，往往提示颈内动脉床突上段前壁上非常小的小泡样突起或局部血管壁轻度不规则，甚至可能首次检查血管无异常。因为动脉瘤太小且不在常见的动脉瘤发生部位，如机器无3D功能，极可能被忽视。对于首次检查阴性患者，短期内复查血管造影很有必要。BBA通常位于颈内动脉床突上段前壁非分叉段，指向前内侧。病理结果显示，BBA瘤壁菲薄，仅被血凝块、纤维组织或动脉外膜覆盖，缺乏内膜、弹力层、中层及胶原组织，而常规的动脉瘤由增厚的内膜和/或外膜组成，富含胶原成分，与正常动脉瘤连续，破裂的临界压力较高，故BBA属假性动脉瘤。因此，BBA容易破裂，导致蛛网膜下腔出血。初次造影显示体积小，呈半球形突起，以上特点使其在数周内（＜3周）有增大为囊性的趋势，并易在术中突然破裂致大出血，进而导致预后不良。BBA的形成可能与如下因素相关：①血流动力学压力。BBA常位于颈内动脉床突上段前内侧壁，该区域颈内动脉向外侧和上方弯曲，承受较高的血流动力学压力，所以当血压突然升高时，血流的机械冲击作用可能会撕裂血管内膜和中层，导致BBA形成。②夹层。颈内动脉床突上段夹层是BBA的致病因素之一。由于动脉内膜撕裂，血管壁变薄，其对抗血流压力的能力减弱，当血压突然升高时，这部分管壁可能膨出形成BBA。③动脉粥样硬化。动脉粥样硬化使血管内弹性层退化，容易导致血管壁出血溃疡和穿孔。④其他因素。如感染、外伤等。BBA形成后在短时间内可迅速生长，其生长机制尚未明确。目前BBA国内外统一诊断标准为：①动脉瘤位于颈内动脉床突上段前壁或前内侧壁、前外侧壁，不在血管分叉部；②首次造影动脉瘤最大径小于10mm；③明确蛛网膜下腔出血且未发现其他可能导致蛛网膜下腔出血的病灶，或多发动脉瘤时出血符合本病灶出血范围；④脑血管检查（CTA、MRA、DSA）证实动脉瘤在短期内明显增大；⑤动脉瘤壁或瘤颈部动脉壁不规则。必须同时符合上述①～③，且符合④⑤中1项。按照此诊断标准，本例患者诊断符合颈内动脉BBA诊断。

西藏自治区人民医院神经外科从2010年开始进行动脉瘤诊治工作，起初以开颅夹闭为主，在临床工作中发现CTA或者DSA在自发性蛛网膜下腔出血阴性结果率可达1/3以上。2012年开始了解到颈内动脉BBA这一动脉瘤诊断。单中心诊治破裂动脉瘤700余例，符合颈内动脉BBA约占23%，这一数据远远高出颈内动脉BBA文献报道，其中藏族患者约占94%以上，久居高原汉族患者仅约6%。通过大量BBA诊治，我中心也总结了一些治疗经验：①颈内动脉BBA介入治疗优于开颅夹闭；②选择金属覆盖率较高的编织支架，单支架或多支架、瘤颈口局部推密支架，辅助弹簧圈栓塞预后更好；③针对瘤颈处理可选择补丁或铆钉技术会降低复发率；④高原地区较多患者血液黏滞度高，术后常规静脉泵入替罗非班24～72小时，可降低术后缺血事件的发生；⑤DSA是针对BBA的首选检查。本例病例患者初次造影提示左侧颈内动脉交通段仅发现微小隆起，远端可见不规则，考虑血管痉挛。1周后再次造影该隆起处演变为囊性动脉瘤，体积增大，瘤颈较宽，其动脉瘤发生位于颈内动脉前壁，非分叉处，符合BBA诊断。术中应用LVIS支架辅助弹簧圈，应用补丁技术进行栓塞，效果满意。术后因患者合并高原红细胞增多症，血液黏稠度较高，遂使用替罗非班6ml，24小时持续静脉泵入，并给予腰椎穿刺释放血性脑脊液、抗血管痉挛等处理。术后患者未发生缺血事件并康复出院。关于西藏高原地区颈内动脉BBA高发病率的形成原因与高原地理环境、人群基因、饮食习惯是否有相关性尚无报道。西藏自治区平均海拔在4000m，处于缺氧环境，体内会产生氧自由基，脑血管内皮细胞对过度氧化应激具有较高敏感性；同时为了代偿低氧状态，脑血流量会增多，脑血流速度会加快；西藏自治区居民以藏族为主，其饮食习惯以肉类食品为主，蔬菜、水果摄入量相对较少，其膳食以高盐、高脂、高胆固醇、低维生素饮食为特点，以上独特的地理环境、饮食习惯与颈内动脉BBA的产生是否存在相关性有待研究证实。我中心通过近10年的临床观察，高原地区颈内动脉BBA发生率确实明显高于平原地区，这一现象提示高原地区BBA高患病率是否与高海拔慢性缺氧造成血管内皮损伤，同时在血流动力学、血管硬化、局部夹层、外伤或感染、基因等因素的共同作用下所致有待进一步研究。

（作者：曹旭东　审校：王栋梁　仁　增　吴科学）

参 考 文 献

［1］王森，游潮，马潞，等．颈内动脉血泡样动脉瘤的治疗进展［J］．中华神经外科杂志，2019，35（10）：1073-1076.

［2］王亮，穆振欣，杨钟熙，等．颈内动脉血泡样动脉瘤的诊治进展［J］．中风与神经疾病杂志，2017，34（3）：283-284.

［3］刘焕东，多吉玉杰，仁增．西藏高原地区颅内动脉瘤的特点［J］．临床医药文献电子杂志，2019，6（60）：171-173.

［4］徐子寓，曹旭东，蒲智．关于西藏自治区颈内动脉血泡样动脉瘤主要生理指标的分析［J］．西藏科技，2021，（2）：60-65.

12 骨 科

双侧跛行步态2年半

患儿，女性，3岁6个月，藏族。

病历摘要

【主诉】

双侧跛行步态2年半。

【现病史】

患儿于2年半前开始行走时即发现步态异常，双侧跛行摇摆，未引起重视。随患儿长大，行走时跛行步态逐渐明显，2个月前在我院门诊拍片检查后发现双侧髋关节脱位。为进一步治疗入院。

【既往史及家族史】

既往史无特殊。无家族相关遗传性疾病史。

【体格检查】

双侧臀纹不对称，双侧大粗隆明显上升外移，髋关节伸屈活动可，外展试验（＋），望远镜征（－），Allis征（－），右下肢较左下肢短缩约0.5cm，双下肢远端感觉、活动、血运良好。

【辅助检查】

1. 血常规　无异常。
2. 炎症指标　ESR 7mm/h，CRP 3.35mg/L。
3. 生化检查　TP 64.3g/L。
4. 感染全套　均阴性。
5. 双髋关节X片　双侧Shenton线中断，双侧干骺端内缘位于Perkin线外侧，两侧髋臼明显变浅，髋臼指数增大，约50°（图12-1）。
6. 肺CT及腹部超声　未见异常。

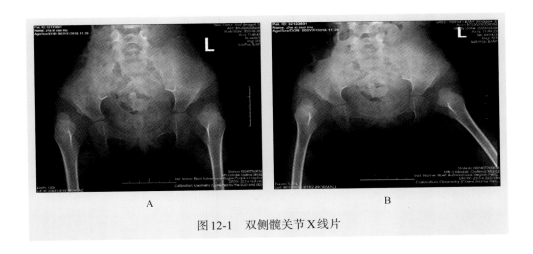

图 12-1 双侧髋关节 X 线片

【诊断】

发育性髋关节发育不良

【治疗及随访】

根据患儿情况，我科讨论后拟采取切开复位 Salter 截骨术及同时行股骨短缩截骨内固定术。

手术情况：右髋部及大腿常规消毒铺巾，会阴部无菌手术薄膜封闭保护。取右侧髋关节前侧比基尼切口，沿髂后上棘、髂前上棘到腹股沟内侧扪及内收肌处，长约 12cm 弧形切口。显露切断长收肌及短收肌，纱布填塞止血。在缝匠肌外侧切开分离，将缝匠肌向内侧拉开，保护股外侧皮神经。沿髂嵴下方纵向切开，保护骨骺，显露髂骨外板，钝性分离，从髂骨骨骺下方 0.5cm 处横形截骨，防止损伤骨骺，向近端掀开骨骺，剥离髂骨内板，纱布填塞止血。显露缝匠肌下方的股直肌，钝性分离，从止点处给予切断，掉线备用。关节囊周围组织粘连严重，充分游离显露关节囊，在股骨颈下方关节囊外向内钝性分离，保护旋股外侧动静脉，避免损伤，扪及小粗隆上方处髂腰肌，使用中弯钳将髂腰肌止点在小粗隆位置挑起，给予切断，注意防止损伤股神经。沿股骨颈方向纵向切开关节囊，充分暴露髋臼，股骨外旋，切断圆韧带，清理髋臼内脂肪组织及剩余的圆韧带，切断髋臼横韧带，注意清理关节内组织时避免损伤髋臼软骨。髋关节复位，关节压力高，关节不稳定，髋关节不能完全伸直。在右股骨近端后外侧大粗隆下方纵向切开长约 6cm，显露股骨近端，从大粗隆下方 2cm 处使用克氏针标记，摆锯锯断股骨，短缩 2cm，截下的股骨修整为三角形备用。股骨远端外旋约 25°，使用 5 孔钢板螺钉固定。关节复位，不稳定，在骨盆施行 Salter 截骨术，使用线锯在髂骨上、下棘之间锯断，髂骨远端以耻骨联合为轴心，向前、下、外旋转，改变髋臼方向，增加髋臼覆盖，将截下的股骨块塞入骨盆截骨处，用 2 枚克氏针固定。关节再次复位，稳定，牵拉右下肢髋关节间隙约 3mm。行透视检查，关节复位良好，调整克氏针长度（图 12-2）。使用 1-0 可吸收缝线紧缩缝合关节囊。髋关节上方松弛的关节囊修剪后给予紧缩缝合。活动髋关节稳定。冲洗伤口，止血，按解剖缝合伤口。右下肢外展内旋单髋人字石膏固定（图12-3）。行透视检查，右侧髋关节脱位复位，固定可，髋臼覆盖明显改善。

患儿术后修剪石膏，充分显露会阴部。给予头孢呋辛钠0.5g静脉滴注每日3次抗炎治疗，保持会阴清洁干燥，术后第3天出现右侧会阴部明显肿胀，出现水疱，消毒后给予刺破，右侧阴唇肿胀加重，局部冷敷，肿胀逐渐缓解消退。

术后6周拆除石膏，开始髋关节功能活动，防止关节僵硬。术后3个月下地负重锻炼。半年后手术取出内固定物。后期随访，步行无明显异常，慢跑时轻度跛行。手术目的基本达到。

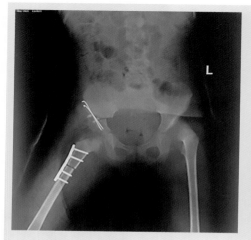
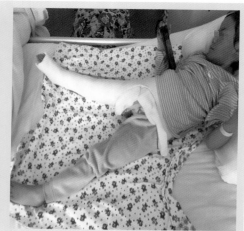

图12-2　术后复查X线片

注：右侧股骨头位于髋臼内，Shenton线连续，髋臼指数恢复为30°。

图12-3　术后石膏固定外观图

讨　论

发育性髋关节发育不良（developmental dysplasia of the hip，DDH）是婴儿时期发病率较高、较常见的一种关节疾病，指初生婴儿的髋关节处于位置半脱状态，发育性髋关节在病变的情况下会损害股骨头和髋臼。对于新生患儿一经发现需要立即治疗，可以提高治愈率。DDH的病因学是多因素的，受激素和基因调控的影响，包括韧带松弛、胎位、产后体位、髋臼原始发育情况、种族差异因素。在西藏因医疗条件及百姓认知的限制，导致早期未引起家属的重视。而随着患儿步态异常加重，大部分患儿在4岁以后方就诊，甚至有不少7岁以上大龄患儿的存在，导致患儿治疗效果一直不满意。近2年随着西藏自治区医疗水平的进步及患儿家属认知的提高，大部分患儿在1岁半行走发现异常家属就会带到医院就诊。我院近2年大量开展使用Salter截骨术治疗2～6岁儿童的发育性髋关节脱位，积累了较为丰富的经验。患儿经治疗后关节外观畸形得到纠正，步行基本无明显异常，但慢跑时存在轻度跛行。Salter截骨术治疗发育性髋关节脱位在骨科领域内取得了不错的成果，获得了专业人士的认同。

（作者：李　平　审校：马小刚）

参 考 文 献

[1] 刘亚峰. Salter截骨术在发育性髋关节脱位手术治疗中的应用分析 [J]. 河南医学研究，2016，25（5）：915-916.

[2] 田伟. 实用骨科学 [M]. 2版. 北京：人民卫生出版社，2016.

[3] 谭谦. 探讨60例小儿发育性髋关节脱位的手术治疗效果 [J]. 继续医学教育，2016，30（6）：90-100.

右侧前臂、手背皮肤破溃、发黑40天

患者，女性，34岁，藏族，牧民。

病历摘要

【主诉】

右侧前臂、手背皮肤破溃、发黑40天。

【现病史】

患者40天前无明显诱因出现右侧前臂背部皮肤破溃，面积约$0.5cm^2$，伴瘙痒及疼痛，不伴发热、咳嗽等，患者未重视，未就医治疗。此后皮肤破溃面积逐渐增大，局部无明显分泌物，破溃区逐渐扩大至整个右侧前臂背侧及手背部，创面干燥，坏死区逐渐发黑发干，于当地乡医院使用静脉药物抗感染治疗，坏死区未见明显改变，未明确诊断及治疗，来我院就诊并收入院治疗。

【既往史及家族史】

既往身体健康。否认外伤及手术史，无药物、食物过敏史。否认家族遗传性疾病史。

【体格检查】

患者右前臂背侧及尺侧、右手背皮肤呈不规则黑色坏死状，右手背部创面可见少许脓性渗出，右前臂、右手背创面与周围正常组织交界处无明显红肿，周围无明显波动感，皮温不高（图12-4）。患者右侧肘关节腕关节活动正常，右侧腕关节、右手手指背伸活动稍受限，右手指远端感觉、血运及活动正常。

【辅助检查】

1. 血常规　Hb 96g/L，WBC $22×10^9$/L，NEUT% 88%。
2. 肝肾功能、电解质　无异常。
3. 感染八项　正常。
4. 凝血六项　PT 15.3s，APTT 31.8s，Fbg 2.61g/L，FDP 21.8mg/L，D-Dimer 1.1mg/L。
5. 创面分泌物细菌培养　表皮葡萄球菌＋金黄色葡萄球菌阳性。
6. 右前臂及手部X线片　右侧尺桡骨及右手诸骨未见明显异常。
7. 右上肢血管超声　右上肢动静脉未见明显血栓。
8. 肺部CT　未见明显异常。

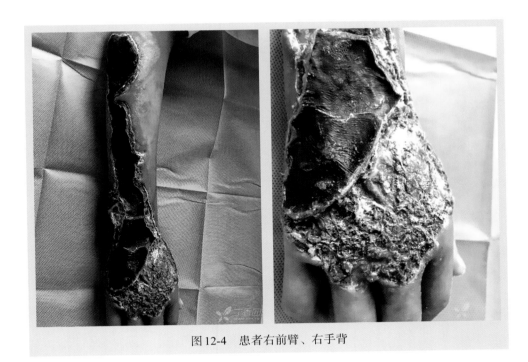

图12-4　患者右前臂、右手背

【诊断】

右上肢皮肤感染伴坏死

坏死性筋膜炎可能性大

【治疗及随访】

患者入院后完善术前常规检查，创面渗液行细菌培养，提示表皮葡萄球菌＋金黄色葡萄球菌感染，给予敏感抗生素头孢噻肟钠抗感染治疗，第1次手术给予清创坏死发黑的坏死组织，创面以负压封闭引流（vacuum sealing drainage，VSD）覆盖（图12-5），静脉抗感染治疗，7天后揭除VSD，可见创面肉芽组织生长可，仍有部分坏死组织，细菌培养仍为金黄色葡萄球菌感染，给予再次清创及VSD覆盖创面（图12-6），静脉使用敏感抗生素抗感染治疗，7天后揭除VSD后可见创面肉芽组织生长良好，创面无明显坏死组织，未见脓性渗出液，再次送细菌培养，结果回报无须氧菌生长，再次安排手术行创面点状植皮术，取皮区为同侧大腿前侧，植皮后创面油纱覆盖，敷料加压包扎，术后7天打开敷料，可见植皮全部成活（图12-7），创面干燥，再观察3天后再次换药，皮肤成活良好，创面无渗出液，患者出院回家于当地医院换药。术后1个月、3个月及6个月复查，患者创面皮肤生长良好，已基本覆盖全部创面，局部瘢痕形成，患肢肘关节、腕关节及远端手指功能活动良好。

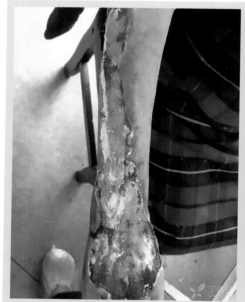

图12-5　患者第1次清创VSD术后

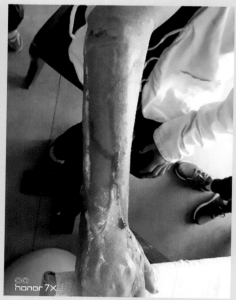

图12-6　患者第2次清创VSD术后

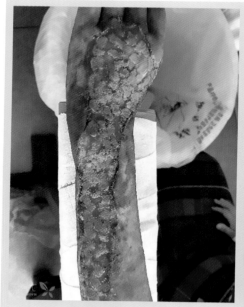

图12-7　患者植皮术后

讨 论

　　本例患者为牧区女性牧民，生活环境、卫生条件相对较差，日常蚊虫叮咬、接触感染性环境等机会相对较多，患者出现局部坏死、疼痛及瘙痒后未及时正规治疗，而是在当地医院接受输液等不规范治疗，拖延时间久，致使右前臂及手背皮肤感染坏死明显后才就诊。根据病史及查体等，考虑坏死性筋膜炎可能性大，这是一种进展迅速的以皮下组织和筋膜坏死为特征的软组织感染，早期缺乏特异性表现。本病的重要特征是只损害皮下组织和筋膜，不累及感染部位的肌肉组织。因高原地区医疗条件落后，自然环境复杂，农牧地区卫生条件较差，部分患者健康意识薄弱，常延误自身病情，甚至直到出现严重并发症后才正规就医。应该加强农牧落后地区的健康科普，增强百姓健康意识，一旦发现此类疾病，患者须及时就医。坏死性筋膜炎是外科危重急症，治疗原则是早期诊断，尽早清创，应用大量敏感抗生素和全身支持治疗。

（作者：缪嘉吉　审校：易张辉）

参考文献

［1］孙法同，赵健，吕琳，等. 肢体坏死性筋膜炎二例［J］. 中华临床感染病杂志，2021，14（2）：150-154.

［2］潘雪凯，苏飞，蔡小鹏，等. 坏死性筋膜炎的诊治现状［J］. 中华临床医师杂志（电子版），2016，10（23）：3608-3611.

13 心胸外科

体检发现食管占位10余天

患者，男性，72岁，藏族，农民。

病历摘要

【主诉】

体检发现食管占位10余天。

【现病史】

患者10余天前体检发现食管占位，无胸背部疼痛及进食困难，无恶心、呕吐、咳嗽、乏力等不适。当时于我院完善胃镜及病理检查提示腺癌可能性大。遂就诊于我科门诊，以食管腺癌诊断收住院。病程中患者神志清，精神可，饮食及二便正常，体重无明显下降。

【既往史及家族史】

半月前因上消化道出血于我院消化内科住院治疗。否认高血压、心脏病、糖尿病等慢性病史，否认手术、输血及食物、药物过敏史。否认来自牧区，否认狗、狼、狐等包虫病传染源的接触史。

【体格检查】

患者一般情况可，神志清，精神可。胸廓对称，未见明显畸形。双肺呼吸音清，未闻及明显干湿啰音。心尖搏动可，心音有力，律齐，各瓣膜听诊区未及额外心音，未及病理性杂音及震颤。腹软，全腹无明显压痛及反跳痛。四肢无水肿。

【辅助检查】

1. 肿瘤标志物　AFP 1.69ng/ml，CEA 1.59ng/ml，CA125 2.00U/ml，CA153 6.10U/ml，CA19-9 13.5U/ml。

2. 胃镜（图13-1）　食管溃疡性质待定，反流性食管炎（LA-B级），Barrett食管，慢性萎缩性胃炎C2。

3. 胃镜病理检查（食管）　被覆柱状上皮黏膜下见异性增生的腺体，考虑腺癌的可能性大。

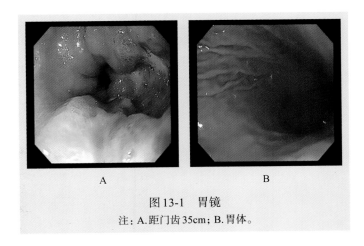

图13-1　胃镜

注：A.距门齿35cm；B.胃体。

【诊断】

食管中-低分化腺癌

　淋巴结转移

【治疗及随访】

患者入院后完善术前检查，经讨论后于2022年4月12日在全麻下行荧光胸腔镜辅助下食管癌根治术、管状胃吻合术、淋巴结清扫术（图13-2）。术后给予禁食水、肠外营养、抑酸及抗炎等治疗。术后病理检查提示中-低分化腺癌（肿瘤大小

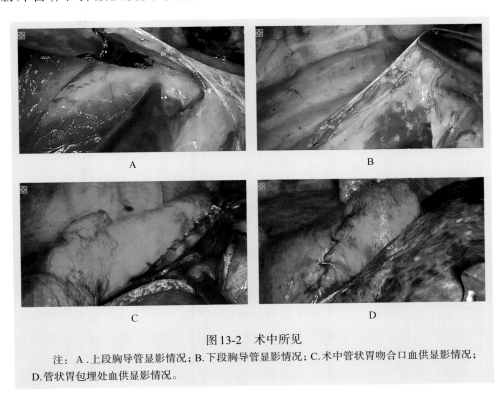

图13-2　术中所见

注：A.上段胸导管显影情况；B.下段胸导管显影情况；C.术中管状胃吻合口血供显影情况；D.管状胃包埋处血供显影情况。

3cm×2cm×1cm，Lauren分型混合型），肿瘤浸透食管壁及胃壁固有肌层达周围纤维结缔组织，可见神经侵犯，未见明确脉管瘤栓（图13-3）。淋巴结可见转移性癌；术后8天复查胸腹部CT及上消化道造影，未见明显食管漏及胸腔积液、腹水，拔出胸腔闭式引流管及纵隔引流管，嘱患者试饮水、流质饮食后拔除胃管。患者病情平稳，出院后1月余行术后化疗。

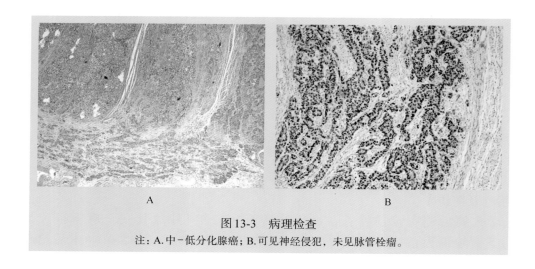

图13-3　病理检查
注：A.中-低分化腺癌；B.可见神经侵犯，未见脉管栓瘤。

讨　论

食管癌是常见的恶性肿瘤之一，在实体肿瘤中发病率排第六位，死亡率排第四位，我国每年新发病例数占全球的50%以上，其中90%以上为食管鳞癌。由于食管癌早期症状不明显，出现症状时大部分患者已发展为中晚期。根治性手术是早中期食管癌患者最有效的治疗方法，但对于中晚期患者进行肿瘤切除及食管重建术也可以从中获益。

西藏自治区地处高原，地广人稀，居民体检意识差，出现症状时就诊多已发展至中晚期。瘤体长、大，外侵明显多见，增加了食管癌根治重建术的难度。严重者病程长，无法进食出现呕吐时，已体质衰弱，免疫力下降，严重营养不良。食管癌根治重建术创伤大，分离范围大，术中病灶与周围重要组织粘连重，分离难度大，易损伤周围的血管、神经及胸导管等组织，增加了术后并发吻合口瘘及乳糜胸的风险。

随着医疗技术的发展，在胸外科微创诊疗的基础上进一步实现对病灶的精准切除，减少手术副损伤，降低手术风险成为了胸外科医生追求的更高目标。在胸外科领域，以吲哚菁绿（ICG）作为显影剂配合近红外荧光成像系统发展为一种新的术中成像模式，相对可见光成像，近红外荧光成像具有良好的组织穿透力、灵敏度、时间分辨率等优点，安全性和可行性更高，已被应用于多种恶性肿瘤术中导航。

食管癌根治术后吻合口瘘的总体发生率为5%～20%，与管状胃缺血、缺氧及缺乏良好的血流灌注有关。研究认为，术中吻合口血流ICG荧光显像可作为食管癌术后是否出现吻合口瘘的一种预测方法。通过观察管状胃血供情况，保证吻合口充足的血液灌注，避免术后发生吻合口瘘。

术中胸导管损伤是食管根治术后并发乳糜胸的又一严重并发症，其发生率为1.9%～12.0%。常导致非计划的二次手术，如胸导管结扎术，不仅增加治疗费用，延长住院时间，还会危及患者生命。术中准确识别胸导管，避免胸导管损伤，以及在胸导管损伤后能及时发现并在术中行高选择性胸导管结扎术显得尤为重要。据研究报道，利用B超引导对浅表腹股沟淋巴结注射ICG（0.5mg/kg）可实现胸导管显像，明确地显示胸导管的变异分支，极大地降低了胸导管损伤的风险。

综上所述，ICG近红外荧光显像技术可在食管癌手术中发挥重要作用，为胸外科精准治疗的发展提供帮助。

（作者：魏玉岭　周保国　审校：尼　平）

参 考 文 献

［1］宓嘉辉，周健，杨帆. 吲哚菁绿近红外荧光显像技术在胸外科的应用及进展［J］. 中国肿瘤外科杂志，2022，14（1）：11-15.

［2］郭金成，卢家彬，乔呈瑞，等. 吲哚菁绿荧光成像在胸腔镜食管癌手术中的应用［J］. 中华胸部外科电子杂志，2019，6（4）：234-238.

［3］刘宏，邢富臣，周海，等. 吲哚菁绿荧光成像技术预防微创食管癌术后乳糜胸［J］. 临床肿瘤学杂志，2022，27（1）：55-59.

14　泌尿外科

间断性左腰部胀痛1月余

患者，女性，43岁，藏族，牧民。

病历摘要

【主诉】

间断性左腰部胀痛1月余。

【现病史】

患者于1月余前无明显诱因出现间断性左腰部胀痛，呈烧灼样，偶伴有左侧肩背部和腰骶部放射痛，疼痛每日发作2～3次，每次持续15～30分钟后可自行缓解，无恶心、呕吐、发热等。完善B超检查提示"左肾积水"，于我院门诊就诊，以"左肾积水"诊断收住入院。患者自发病以来，睡眠、饮食正常，二便正常，体重未见明显减轻。

【既往史及家族史】

既往体健，否认高血压、糖尿病及肝炎等病史，生活在纯牧区，从事放牧工作，有犬密切接触史。

【体格检查】

生命体征平稳。心肺未见异常。腹部平坦，触软，全腹无压痛及肌紧张，腹部未触及明显包块，肠鸣音3次/分。左侧肋脊点深压痛，左肾区轻度叩击痛。右肾区无叩击痛，双侧输尿管走行区无压痛，耻骨上膀胱区叩诊呈鼓音，无触痛。外生殖器未见畸形。

【辅助检查】

1. 血常规 WBC 7.03×10^9/L，EOS 0.73×10^9/L，EOS% 11.32%。

2. 尿常规 WBC（−），RBC（−）。

3. 泌尿系统超声 左肾可见类圆形均匀无回声囊肿，囊壁可见"双壁征"（图14-1A）。

4. 双肾平扫CT 左肾区类圆形囊性病灶，其内可见囊中子囊征象（图14-1B）。

5. 双肾增强CT 可见左肾囊性病灶的囊壁轻度强化（图14-1C）。

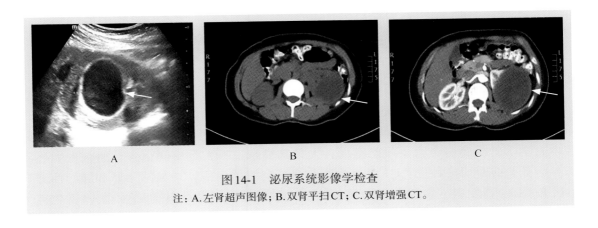

图14-1　泌尿系统影像学检查
注：A.左肾超声图像；B.双肾平扫CT；C.双肾增强CT。

【诊断】

细粒棘球蚴病

【治疗及随访】

入院初步诊断"左肾囊性占位病变，左肾包虫病（左肾细粒棘球蚴病）"。经全科讨论后，行"左肾探查＋左肾包虫外囊完整切除术"。全麻后取左侧经第11肋间切口，术中沿左肾包虫外囊壁游离周围组织至正常肾组织，并充分游离左肾动脉，血管阻断钳阻断左肾动脉后，包虫囊肿外用20%高渗盐水纱布保护（与周围组织隔离），在距包虫外囊壁0.5cm处切开肾组织，完整切除左肾包虫，3-0倒刺可吸收线双层缝合肾脏创面。术中肾血管阻断时间21分钟，出血量约100ml。术后病理报告：（左肾包虫囊壁及内容物）符合细粒棘球蚴病，纤维外囊壁纤维化，间质血管扩张、淤血，炎细胞浸润（图14-2）。

术后给予患者口服阿苯达唑15mg/（kg·d），嘱患者服用9个月，每月监测肝功能。术后3个月随访，切口愈合良好；双肾超声提示左肾体积缩小，未见包虫病复发表现；肝肾功能等生化指标正常。

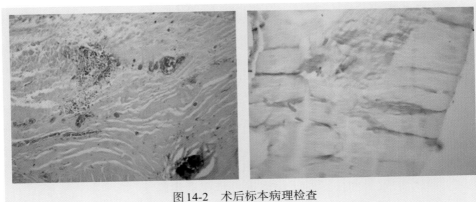

图14-2　术后标本病理检查

讨 论

细粒棘球蚴病是由棘球属绦虫的亚种细粒棘球绦虫的幼虫寄生宿主引起的一类囊型棘球蚴病（cystic echinococcosis，CE），又称囊型包虫病（cystic hydatid disease，CHD）。全国第二次寄生虫病调查表明，青藏高原是我国包虫病最重的流行区。细粒棘球蚴的生活史需要两个宿主才能完成，犬是其终宿主，人是中间宿主，而包虫病患者基本均有犬类密切接触史。CE可发生在全身任何脏器组织，最易感染肝和肺。西藏自治区是CE的高发区，主要表现为肝、肺CE或肝、肺CE合并其他部位CE，仅表现为泌尿系CE的，临床少见。

泌尿系统CE与其他泌尿系统囊性疾病的鉴别至关重要，特别是对单发于泌尿系统，病灶体积较小，缺乏典型症状及影像学表现的患者。超声、CT检查对于诊断泌尿系统CE具有较高的特异度和灵敏度。超声具有无创、费用低的优点，常作为首选检查，同时也是大面积筛查的重要手段。肾细粒棘球蚴病超声检查主要表现为病变区域圆形或类圆形液性暗区单发病灶，病灶直径大于5cm者可出现"双壁征"或囊内散在光环。CT检查主要表现为病变区域圆形或类圆形囊性病灶伴或不伴钙化，部分病例增强CT囊壁轻度强化，病灶直径大于5cm者可出现囊中子囊征象，病灶直径大于10cm者可出现"飘带征"。影像学上肾囊肿与肾细粒棘球蚴病容易鉴别。无论是血液学或者尿液检查，均缺乏针对泌尿系统CE的特异性实验室检查方法。西藏自治区因条件限制，目前尚未常规开展间接血凝试验、酶联免疫吸附试验以及包虫病特异性抗体检测等检测方法。

中国医师协会外科医师分会包虫病外科专业委员会在《肾囊型棘球蚴病诊疗技术规范专家共识（2015年版）》提出，手术治疗仍然是目前治疗肾CE最有效的方法。手术的目的是阻止并解除CE进行性发展对组织脏器的破坏，术中应避免CE破裂导致致死性过敏性休克以及种植播散。手术方式包括完整外囊摘除术、内囊摘除术、肾部分切除术、肾切除术以及腹腔镜手术等。目前手术方式的选择主要依据CE的负荷、数量、部位、残余脏器功能状况以及各自中心手术技术能力等确定。完整外囊摘除术是专家共识中推荐首选的外科手术方式。内囊摘除术操作简单、创伤小，在保存残余脏器功能、阻止并解除CE进行性发展等方面仍然具有积极的意义，目前仍不失为一种理想的手术方式。苯丙咪唑复合制剂（如甲苯咪唑和阿苯达唑）已用于治疗肝CE和肺CE并取得了巨大的成果，阿苯达唑则是《WHO包虫病诊治纲要》推荐的首选有效抗包虫病药物，但其治疗肾CE的效果实际上却不理想。Gagus等报道用驱虫药阿苯达唑系统性治疗泌尿系CE总体有效率可达25%，当化疗停止后，大约1/3的泌尿系统CE患者2年内会复发，并且这些驱虫药都有较多的副作用，如骨髓增生、肝毒性、肾小球肾炎和致畸反应。多个研究结果表明术后给予阿苯达唑可能对预防复发有积极的意义，但是药物辅助治疗的效果和停药时机仍需进一步探索和确定。

（作者：王晋龙　审校：王　峰）

15 重症医学科

胆囊切除术后6天，腹痛、发热3天

患者，男性，53岁，藏族，教师。

病历摘要

【主诉】

胆囊切除术后6天，腹痛、发热3天。

【现病史】

患者于入院前6天在外院行"腹腔镜下胆囊切除术"，术后患者持续性中下腹钝痛。入院前3天出现腹痛、发热症状，伴有恶心、呕吐，进食后加重，停止排气，自觉发热，体温未测，尿量减少，皮肤黄染。再次就诊于外院，未予特殊处理。患者乘机进入西藏自治区后，在机场时上述症状加重，伴有意识改变，呈昏睡状态，呼吸困难明显。送至我院后收住院治疗。术后未解大便。

【既往史及家族史】

既往血压偏高，未予监测及治疗，否认家族中有特殊病史。

【体格检查】

T 38.3℃，P 146次/分，R 38次/分，NBP 82/42mmHg，CVP 4mmHg。呈嗜睡状态，能简单遵嘱。双侧瞳孔等大、等圆，直径约3mm，对光反射灵敏。全身皮肤、黏膜黄染明显。心率快，呼吸急促，余心肺（-）。下腹局部肿胀，伤口愈合差，皮温高，压痛阳性，未扪及波动感；肠鸣音消失，全腹散在压痛，反跳痛不明显。

【辅助检查】

1. 血常规 WBC 22.0×10^9/L，Hb 172g/L，PLT 54×10^9/L。

2. 动脉-中心静脉血气分析 pH 7.27，PO_2 88mmHg，Lac 9.6mmol/L，BE 18.5 mmol/L，$ScvO_2$ 75%，P（v-a）CO_2 10mmHg。

3. 肝功能 ALT 99.4U/L，AST 87.6U/L，TBil 150μmol/L，DBil 123.9μmol/L，Alb 27g/L。

4. 肾功能 Cr 652μmol/L，BUN 26.49mmol/L。

5. 感染指标 PCT 9.8ng/ml，CRP 242.7mg/L。

6. 肺部CT 右下肺少许渗出，未见大量实变，无胸腔积液。

7. 腹部CT 肠管轻度积气，无明显气液平面，无腹水，中下腹部皮肤软组织积气，周围渗出（图15-1）。

8．复查腹部CT（6小时）　肠管积气较前明显增多（图15-2）。

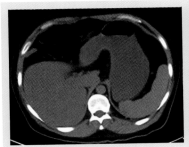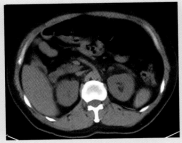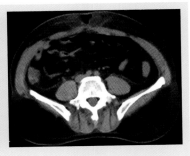

图15-1　腹部CT

注：中下腹部皮肤软组织积气，周围渗出。

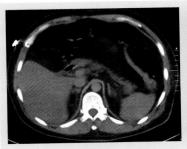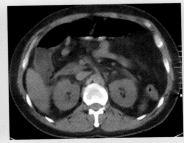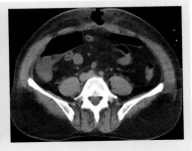

图15-2　复查腹部CT

【诊断】

肠梗阻

皮肤蜂窝组织炎

　脓毒症休克

　肝功能障碍

　急性肾损伤

胆囊切除术后

【治疗与随访】

1．原发病处理　立即留取血培养和伤口分泌物培养、PCT、G试验等检查，给予亚胺培南－西司他丁＋万古霉素静脉输注；普外科急诊行腹探查＋腹壁感染灶清除引流术。

2．休克循环支持　给予快速输液容量复苏，留置中心静脉，根据生命体征、Lac、$ScvO_2$、P（v-a）CO_2及床旁超声评估最佳容量状态，并积极纠正酸中毒；给予去甲肾上腺素联合垂体后叶素持续泵入，维持MAP在70～80mmHg，并持续监测Lac清除情况。

3．呼吸支持　气管插管，镇静镇痛，保留被动咳痰能力，防止人机不协调。呼吸机控制呼吸IPPV模式：Vt 400ml，P-peak 24cmH$_2$O，P-plat 13cmH$_2$O，维持目标：SPO$_2$ 95％，PCO$_2$ 40 ～ 50mmHg。

4．器官保护与支持　给予患者床旁连续性肾脏替代治疗（CRRT-CVVH模式）。

5．辅助治疗　给予患者足够热量，必要时维生素及微量元素支持，促进胃肠功能恢复，早期启动肠内营养；加强胸部体疗；谵妄预防与管理，早期床旁活动，康复治疗等。

经上述处理后患者感染得到控制，休克纠正后逐步停用血管活性药物和呼吸支持，器官功能逐渐恢复，在入院后的第30天转入普通病房，后随访患者器官功能恢复正常、康复出院。

讨　论

1．患者诊断是否明确　患者存在感染灶，血象、PCT等感染指标高，同时需大量血管活性药物［NE 3.2μg/（kg·min）］维持血压，入院Lac大于4mmol/L，SOFA评分13分。脓毒症休克诊断明确。

2．感染灶位置　结合患者病史、腹部CT，腹部软组织感染明确，但腹部感染范围不大，与病情不符。再次复查腹部CT，证实患者肠梗阻加重，存在腹腔感染。

3．感染灶的积极处理　该患者生命体征维持困难，需要大量的血管活性药物才能维持MAP 60 ～ 65mmHg。该情况下手术的风险很大，但需权衡以下问题：①感染的第一处理原则是清除感染灶；②导致患者目前情况的主要原因是感染；③经广谱抗生素治疗效果不满意；④继续等待后患者病情加重。故实施急诊手术，手术中证实伤口下积脓（图15-3），横结肠扭转180°，肠管无坏死。

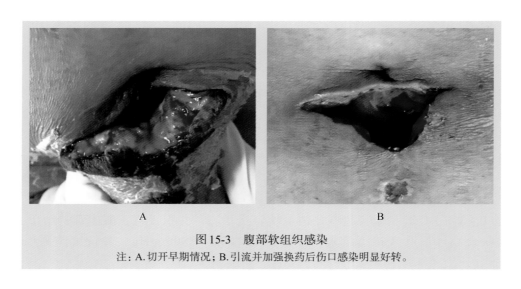

A   B

图15-3　腹部软组织感染

注：A.切开早期情况；B.引流并加强换药后伤口感染明显好转。

4. 抗生素选择 患者感染明确，有抗生素治疗史且循环不稳定，故选择广谱抗生素万古霉素＋亚胺培南－西司他丁，用药后脓液培养为耐甲氧西林金黄色葡萄球菌（MRSA），血培养为大肠埃希菌。根据药敏结果调整用药为万古霉素和头孢哌酮舒巴坦，并根据肌酐清除率及血药浓度监测调整剂量。

5. 循环支持的目标和目的 即为组织和器官提供有效的灌注。一方面短时间内要保证合适的容量状态，有效的心脏做功，适当的灌注压，及时去除增加氧耗的因素。另一方面严重脓毒症可继发应激性心肌病，早期表现为高排低阻，随病情进展或者血管活性药物的不当使用可表现为低排低阻，甚至低排高阻。因此，在实施过程中需要连续、动态监测血流动力学指标和微循环情况。

6. 器官支持与保护的重点 感染诱发的异常机体反应，导致致命性器官功能损害是脓毒症的核心。此时应注意以下两点：①肺保护策略，实施急性呼吸窘迫综合征肺保护性通气策略，镇痛镇静，降低过强的自主呼吸驱动。②患者入院时已发生急性肾损伤（AKI 3期）、肝功能损害、血液系统损害。积极肾脏替代治疗，补充血小板防止重要器官出血，降低腹腔压力，稳定循环，维持器官灌注。

7. 恢复期处理重点 患者进入到恢复阶段，治疗重点为器官功能及活动状态的恢复。采取的措施包括营养支持、安静的环境、控制疼痛、镇静药物调整、睡眠管理、谵妄预防、情感交流（家属弹性探视）、早期活动等。

（作者：蔡　鑫　审校：赵慧颖）

进藏4天意识障碍10小时余

患者，男性，32岁，汉族。

病历摘要

【主诉】

进藏4天意识障碍10小时余。

【现病史】

患者于入院前10小时被人发现意识障碍，呼吸微弱，恶心、呕吐，无皮肤及巩膜黄染，无寒战、发热，无抽搐、二便失禁等，遂紧急送至外院就诊，行头胸腹CT提示"脑水肿、肺水肿"，建议转至我院进一步治疗，我院急诊以"意识障碍待查（脑水肿、肺水肿）"收住我科。

【既往史及家族史】

既往体健，无特殊病史。

【体格检查】

昏迷，GCS评分4分，瞳孔：左侧3mm，右侧3mm，对光反射灵敏。胸廓对称，双肺呼吸音粗，双肺闻及散在湿啰音。心律齐，未闻及明显病理性杂音。腹平，触软，未见胃肠型及蠕动波。四肢未见异常。

【辅助检查】

1. 血常规　RBC 23.4×10^{12}/L，Hb 197g/L，PLT 218×10^9/L。

2. 尿常规　正常。

3. 血生化检查　Cr 108μmol/L，肝功能正常，hs-CRP：50.83mg/L。

4. 凝血检查　PT 13.1s，APTT 39.3s，D-Dimer 0.59mg/L。

5. PCT　0.25ng/ml。

6. BNP　45.9pg/ml。

7. 头颅CT　脑沟、脑池变浅，环池、基底节区为著，脑组织边缘密度减低，边界不清，脑室变小，形态、位置正常，中线结构居中。头颅骨骨质未见异常改变。影像学诊断：考虑脑水肿可能，请结合临床（图15-4）。

8. 肺部CT　双肺广泛性分布的斑片样高密度增高影和磨玻璃样影，以两肺内、中带分布较明显，右侧较左侧重。考虑肺水肿可能（图15-5）。

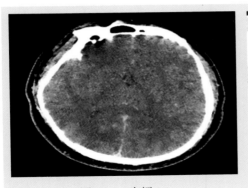
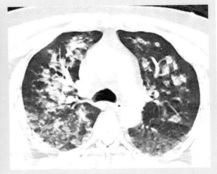

图 15-4　头颅CT　　　　　　　图 15-5　肺部CT

【诊断】

高原脑水肿

高原肺水肿

【治疗及随访】

患者入科后立即给予镇静镇痛、"脑血流－脑功能－脑氧饱和度三位一体"脑保护治疗策略，甘露醇和地塞米松减轻脑组织水肿；行气管插管、呼吸机辅助呼吸，降低患者的自主呼吸驱动，减少人机对抗，做好肺保护通气同时，进行肺部物理治疗，加强痰液引流，避免重力依赖区病灶进展；结合超声评估，动态进行血流动力学监测，维持最佳CVP和进行CO滴定；结合双侧视神经鞘宽度，间接估计颅内压，保证脑灌注；动态监测其他器官功能、积极维持内环境稳定、尽早启动肠内营养等；做好手卫生，无菌操作等，避免院内感染发生。3月25日患者神志清楚，自主呼吸好，结合复查头颅CT（图 15-6）和肺部CT（图 15-7），给予拔除气管插管。3月28日转入高山病心血管内科行高压氧治疗和康复锻炼，4月8日患者康复出院。

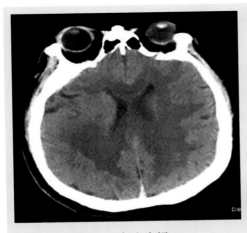
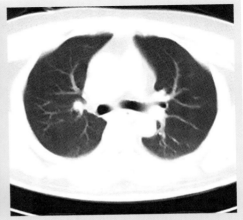

图 15-6　复查头颅CT　　　　　　图 15-7　复查肺部CT

讨　论

　　高原肺水肿（high altitude pulmonary edema，HAPE）和高原脑水肿（high-altitude cerebral edema，HACE）发生在高原特殊的低氧、低压、高辐射的环境下，多见于初次进入高原（一般海拔＞2500m）或生活在高原地区的人群进入更高海拔地区后发生的急性重症高原病，HAPE和HACE具有起病急、进展快、多器官易受损、病情凶险、病死率高等特点，严重威胁着进入高原人群的健康和生命安全。急性高原病的易感因素很多，海拔高度、上升速度、到达高原后过度劳累、着凉、上呼吸道感染等，还具有种族特异性以及家族和个体易感倾向，提示环境和遗传因素均可影响急性高原病的发生，而机体对环境的易感性也受遗传因素的影响。

　　无论是单独发生HAPE、HACE，还是HAPE合并HACE，首先应该尽快脱离低氧低压的环境，纠正低氧状态，增加氧输送和降低氧消耗。增加氧输送的手段有：采用各种氧疗手段纠正低氧状态，可以积极给予呼吸机辅助呼吸（有创、无创和高流量吸氧等），除了给予高浓度氧气外，还可以提供一定的呼气末正压通气（positive end expiratory pressure，PEEP），可复张萎陷的肺泡，减少肺部的渗出，减少呼吸做功，增加血氧饱和度和动脉氧分压；保证足够的组织灌注血压和心输出量，维持灌注良好；如果有贫血的状况，积极纠正。同时需要降低氧耗：镇静镇痛、体温管理、防止抽搐、避免躁动、避免不良恶性刺激。采取这些措施的目的是纠正低氧血症，保证氧输送和组织灌注。

　　近年来，越来越多的研究表明HAPE和HACE的发生、发展与氧化应激失衡、炎症等相关。氧化应激和交感兴奋在HAPE和HACE的发生、发展中的作用越来越明显，镇痛镇静和抗应激治疗可以降低交感兴奋，避免引起的高通气量、高心输出量导致的肺、脑血流量增加，加重肺水肿和脑水肿。保护为先，避免再损伤。可以根据颅内压监测、视神经鞘宽度和颅脑结构评估等，给予甘露醇降低颅内压治疗，抬高床头、纠正低蛋白血症，保证血浆渗透压和适宜的PCO_2等，避免进一步加重脑水肿；维持各器官功能，等待疾病恢复。高压氧舱内吸氧可以使血氧分压提高近20倍，立即纠正机体的缺氧状态；可以控制和消除肺水肿；可以迅速降低颅内压，控制脑水肿；条件允许早期进行高压氧治疗可以迅速控制疾病的进展，避免疾病发展到难以恢复的地步。针对急性高原病的药物治疗，可采用碳酸酐酶抑制剂（如乙酰唑胺）、糖皮质激素（如地塞米松）、抗氧化剂、茶碱等，其中地塞米松是治疗急性重症高原病的理想药物。地塞米松虽不能使机体加速适应高原环境，但可有效消除高原病的症状，中途停药可能会出现"反弹效应"，作用机制尚不明确。急性高原病以预防为主，一旦发生，尤其是在急性重症高原病治疗中，药物可以发挥多少作用仍待进一步研究。

HAPE 如果得到及时治疗，多能治愈。而发生 HACE 可能会遗留神经后遗症。早发现、早诊断、早治疗可以改善预后，病情进行性发展至严重颅内压增高进而造成脑疝，是该病主要的死亡原因。

（作者：刘一军　审校：蔺国英）

16 手术麻醉科

体检发现"肺包虫病"10天

患儿，男性，3岁4个月，藏族。

病 历 摘 要

【主诉】

体检发现"肺包虫病"10天。

【现病史】

患儿10天前于当地医院体检时发现"肺包虫病"，无咳嗽、咳痰、呼吸困难等不适，遂就诊于我院，门诊以"肺包虫病"收入院。病程中患儿神志清，精神可，二便正常，体重无明显变化。

【既往史及家族史】

既往体健，否认家族病史。

【体格检查】

身高96cm，体重15kg。未吸氧情况下SpO_2 88%。胸廓对称无畸形，呼吸急促，呼吸频率约25次/分，左上肺呼吸音稍粗，呼吸音低，可闻及少许湿啰音。心率118次/分，律齐，各瓣膜听诊区未闻及明显病理性杂音。余未见明显异常。

【辅助检查】

1. 血常规、肝肾功能、电解质、感染八项　未见异常。

2. 心电图、腹部超声及超声心动图　未见异常。

3. 胸部CT　左肺上叶前段良性囊性占位，大小约4.42cm×6.48cm，考虑包虫病或其他可能性（图16-1）。

【诊断】

左肺上叶包虫病

【治疗及随访】

术前拟诊左肺上叶肺包虫病，拟行左肺开胸探查术＋左肺上叶包虫内囊切除术。

1. 术前准备　麻醉机、监护仪、一次性使用封堵支气管插管、纤维支气管镜、喉镜、吸痰管、抢救设备等。

2. 麻醉诱导　患儿入室SpO_2 88%，充分去氮给氧，经高流量鼻导管吸氧10分钟后，SpO_2可达100%。给予阿托品0.15mg、舒芬太尼10μg、丙泊酚40mg、罗库溴铵

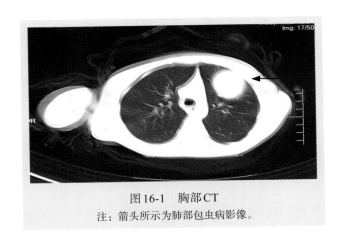

图 16-1 胸部 CT

注：箭头所示为肺部包虫病影像。

15mg、氢化可的松 15mg，在普通喉镜下按顺序插入封堵器和单腔管（ID 4.5mm），然后纤维支气管镜从单腔管进入，看到封堵器的蓝色套囊，插入左主支气管内隆突下约 5mm，打气固定封堵器，开始通气，固定气管导管及封堵器，配合医生摆好手术体位。操作迅速，过程中时刻监测患儿血氧饱和度。

3. 术中情况　患儿右侧卧位，麻醉维持使用丙泊酚 60～250μg/（kg·min）、瑞芬太尼 0.1～0.2μg/（kg·min）。打开胸膜前的双肺通气期间吸入 N_2O 和 O_2 混合气体，在打开胸膜前停止双肺通气，麻醉机限压阀（adjustable pressure limiting，APL）置于 0，封堵器套囊不充气，待打开胸膜 30 秒后再充气，再进行单肺通气。该方法可促进肺的 1 期塌陷，期间吸引患侧肺效果更佳。1 期塌陷即肺塌陷时的第一个阶段，又称快速萎陷期，指的是当胸膜打开后，大气进入胸腔，肺在其固有弹性回缩力的作用下迅速萎陷。此过程相当迅速，持续时间不足 1 分钟。肺塌陷的第二个阶段是缓慢萎陷期，即 2 期塌陷，指随着肺的快速萎陷，小气道开始关闭，被动萎陷停止，2 期塌陷主要靠气体的吸收和扩散。单肺通气后，麻醉机采用容量控制通气，呼吸机参数：潮气量 70～100ml，呼吸频率 15～25 次/分，呼气末正压（positive end expiratory pressure，PEEP）设置为 $3cmH_2O$，SpO_2 维持在 95%～100%，呼气末二氧化碳（end-tidal carbon dioxide，$ETCO_2$）维持在 35～44mmHg，维持术中生命体征平稳。术中使用变温毯保温，补液时输注预先加热的液体，手术过程中胸腔冲洗时也使用温水，避免低体温。

术中探查发现病变位于左肺上叶前段，大小约 4cm×5cm，左肺上叶病变与胸壁粘连明显，行粘连松解术后肺塌陷明显好转。术中完整切除左肺上叶包虫内囊，手术顺利，留置胸腔闭式引流管。手术结束后停药，患儿生命体征无明显波动，呼之能应，未见明显烦躁，吸静气道及口腔内的分泌物，拔除封堵器及气管导管。患儿意识清晰，对答切题，诉伤口无明显疼痛感。遂连接静脉镇痛泵，送回病房。

术后第 1 天：患儿疼痛控制可，未诉伤口疼痛，静息下 VAS 评分 0 分，活动后 3 分。术后第 3 天上午：拔除静脉镇痛泵。术后第 6 天：胸腔闭式引流拔出。术后第 8

天：患儿出院。

讨 论

西藏自治区属于包虫病高发区。包虫病，又称棘球蚴病，是一种古老的人畜共患性寄生虫病。包虫病好发在肝脏，其次为肺、脑、骨、肾及全身。我国西部地区包虫病平均患病率为1.08%，其中青藏高原部分地区人群患病率高达6%。囊型包虫病病理学形态结构可分为外囊和内囊。外囊是在内囊周围形成的一层纤维包膜；内囊为包虫的本体，由两层构成，内层为生发层，外层为多层角质层；囊内容物有囊液、育囊、原头节、生发囊和子囊。包虫的生物学病程可分为3期：早期为生长旺盛期，中期为生长缓慢期，晚期为生长停滞期。囊液无色透明，囊壁破裂可使囊内容物外溢导致过敏反应甚至过敏性休克，亦可在腹盆腔内播散种植成为新的包虫。基于病理学形态结构中，外囊是在内囊周围形成的一层纤维包膜，应将包虫外囊完整切除，可达到临床根治。为了预防囊液外溢导致的过敏反应，术中需常规使用氢化可的松。

该手术在麻醉过程中我们采用了单肺通气技术。单肺通气（one-lung ventilation，OLV）指患者经支气管导管只利用一侧肺（非手术侧）进行通气的方法，目标是保证良好的手术暴露，同时保持充足的氧合。目前进行单肺通气可以采取双腔支气管导管（double-lumen tube，DLT）和封堵支气管插管（bronchial blocker，BB）两种方式。该患儿进行单肺通气，存在的难点如下。

1. 极易出现低氧血症 ①与成人相比，小儿（尤其新生儿）代谢率高（肺泡通气量与功能残气量比值大，需氧量多），使之在呼吸暂停或上呼吸道失去控制时发生快速的缺氧导致低氧血症；②加之高原环境氧含量比平原地区低，小儿更易发生发生低氧血症；③患儿手术过程中需使用单肺通气技术，又使得发生低氧血症的可能性进一步增大。

2. 易出现喉痉挛 儿童由于喉腔狭窄、黏膜下组织疏松等特点，气管插管后易发生喉头水肿、喉梗阻等损伤，小儿呼吸道与成人相比非常敏感，对各种刺激的耐受性差，易发生喉痉挛。上呼吸道感染、浅麻醉是喉痉挛常见的诱因，喉头的异物刺激，如分泌物、血液、口咽通气道等都有可能引起小儿喉痉挛。

因此，该患儿麻醉过程中我们选择了封堵支气管插管（BB）技术进行单肺通气，该方法与使用DLT相比，对气道刺激更小。术前给予阿托品，减少口腔、气道分泌物，诱导时及术中麻醉给予充足的镇痛，维持较深的麻醉，避免出现呛咳。

此类手术术中常发生低氧血症，需时刻警惕。一旦发生，处理方法包括：①立即调整氧浓度为100%；②立即应用纤维支气管镜检查双腔管或支气管封堵器的位置；③确保最适心排出量，降低挥发性麻醉剂用量，使之小于1个最低肺泡有效浓度（minimum alveolar concentration，MAC）；④对通气侧肺加用PEEP（5～10cmH$_2$O）

通气；⑤对非通气侧肺应用持续气道正压通气（continuous positive airway pressure ventilation，CPAP）1～2 cmH$_2$O通气，CPAP之前即刻应用肺复张手法；⑥对非通气肺行间歇性再膨胀；⑦对非通气侧肺行部分通气技术，包括氧气吹入法和肺叶吹入氧气法；⑧应用支气管封堵器进行肺叶塌陷法；⑨对非通气侧的血流进行机械限制。

相较于肝包虫病，肺包虫病的发生更少，幼儿的发生率则更低。该患者的麻醉管理，从术前准备、选择单肺通气方式、术中各种注意事项等，都体现了我科的麻醉技术水平有显著的提高。

（作者：李　艺　审校：拉巴次仁）

17 整形外科

右侧耳郭瘢痕疙瘩切除术后复发2年余

患者，女性，36岁，藏族，居民。

病历摘要

【主诉】

右侧耳郭瘢痕疙瘩切除术后复发2年余。

【现病史】

患者2年前在当地打耳洞后形成耳郭瘢痕疙瘩，在我院耳鼻喉科局麻下行右侧耳郭瘢痕疙瘩切除术，手术顺利，术后7天予以拆线，术后约2个月开始出现明显的瘢痕增生，2年内逐渐发展成蚕豆大小的瘢痕疙瘩，常伴有右侧耳郭局部瘙痒、疼痛，天气变化时症状更加明显，影响美观及生活质量，为求进一步治疗来我科就诊，自发病来，患者神志清，精神良好，睡眠及饮食无异常，二便无异常，体重未见明显波动。

【既往史及家族史】

否认高血压、糖尿病病史，否认乙型病毒性肝炎、结核传染病病史，否认家族性遗传病史，否认其他手术病史及输血病史，否认新冠肺炎相关流行学病史，否认烟酒嗜好。

【体格检查】

右侧耳郭中部椭圆形肿物，大小约3cm×2cm，肿物蒂部大小约1cm×0.3cm，边界清楚，质地硬，活动度可，无明显触痛，肿物表面皮肤感觉稍减退，表面皮肤无明显破溃、化脓及窦道形成（图17-1）。

【辅助检查】

血常规、凝血六项、感染八项、核酸检查　未见明显异常。

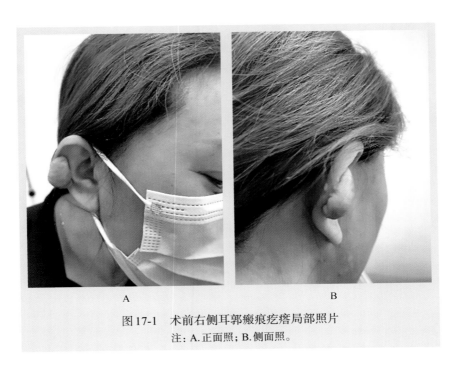

图 17-1 术前右侧耳郭瘢痕疙瘩局部照片

注：A.正面照；B.侧面照。

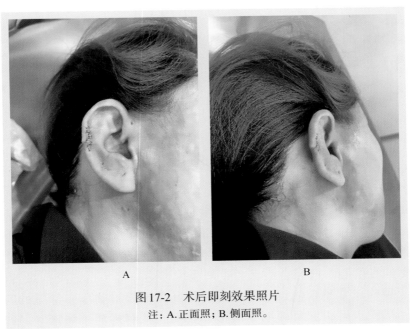

图 17-2 术后即刻效果照片

注：A.正面照；B.侧面照。

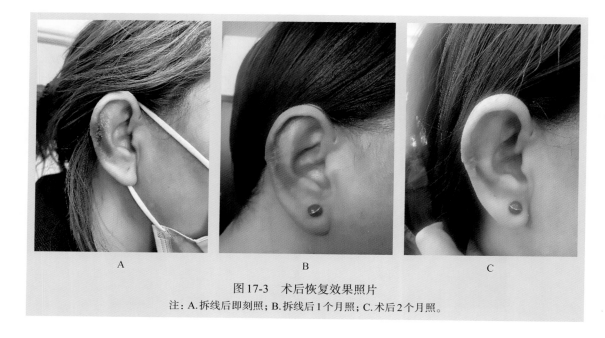

图 17-3　术后恢复效果照片

注：A.拆线后即刻照；B.拆线后1个月照；C.术后2个月照。

【诊断】

右侧耳郭瘢痕疙瘩（术后复发）

【治疗及随访】

完善相关检查及术前准备，局麻下予以右侧耳郭瘢痕疙瘩切除术（图 17-2），手术顺利。术后24小时内在西藏军区总医院进行局部电子线放疗，共5次，剂量共约20Gy，每次4Gy，定期来我科换药随访，术后第7天拆线。术后半月、1个月、2个月均来我科随访，未见复发迹象，恢复良好，瘙痒、疼痛等局部症状均缓解（图 17-3）。

讨　论

瘢痕疙瘩作为一种人体皮肤创伤后的良性增生性疾病，病理特点为成纤维细胞的过度增殖和分泌多种细胞因子，造成胶原纤维的过度堆积，临床上表现为单个或多个超过伤口边缘的持续性无自愈倾向的瘢痕增生。瘢痕疙瘩形成后，不仅会影响局部的外观形态，影响自信心，而且会给患者带来瘙痒、疼痛等不适，降低患者的生活质量。瘢痕疙瘩是一种临床常见疾病。耳郭瘢痕疙瘩是整形外科临床中常见的问题，该病影响耳郭外观，严重者可引起耳郭明显畸形，甚至会伴有疼痛、瘙痒等局部反应，影响患者的身心健康。

西藏高原地区因生活习俗，打耳洞已成为当地百姓习以为常的事情，打耳洞本应该为严格无菌操作及一种正规的医疗行为，但现多数本地人习惯于在非医疗机构进行打耳洞，由于非医疗机构无菌管理方面做的不到位以及操作过程的不规范，容易导致表皮组织或异物误入皮下，在高原缺氧环境下，打耳洞后极易形成耳郭瘢痕疙瘩的现象。由于缺乏正规、及时的治疗，开始很小的耳郭瘢痕疙瘩可发展成巨大瘢痕疙瘩，已成为高原常见病例。

西藏自治区整形外科医生稀缺，很多地方仍以单纯手术切除治疗瘢痕疙瘩，因缝线粗、没有精细的整形缝合，手术后瘢痕明显，瘢痕疙瘩复发的情况普遍存在。自2020年中国医学科学院整形外科医院开始援藏以来，我们引入先进的技术，开展了大量整形美容缝合手术，我院现已形成整形美容团队，也是目前西藏自治区唯一可以开展整形美容缝合的公立医院，精细的美容缝线，配合超减张缝合技术，可以明显减轻瘢痕增生。

瘢痕疙瘩的病灶主要为瘢痕疙瘩核心部分，而表面皮肤均接近正常组织，因此瘢痕疙瘩切除术中应酌情保留瘢痕疙瘩表层皮肤，不仅可降低皮瓣张力，同时可充当打包加压回植的中厚皮片，避免了在别处取皮而导致的再次创伤。手术作为整个治疗过程的核心环节之一，对于耳郭形态的重新塑造具有重要意义，但单纯进行瘢痕切除而不配合其他治疗，术后复发率高，为45%～100%。耳郭瘢痕疙瘩治疗手段多样，包括手术、药物、放疗、激光以及上述治疗方法结合形成的综合方案，其中手术切除结合术后放疗的方法目前被认为效果较好，在改善畸形的同时复发概率较低，临床应用较多。放射疗法治疗瘢痕疙瘩的机制是抑制抗血管生成和持续抑制成纤维细胞的活性。抑制血管生成会减少炎性细胞因子的释放，而成纤维细胞活性被连续抑制会导致胶原合成减少。西藏军区总医院具备良好的瘢痕疙瘩局部放射治疗装置，我科与西藏军区总医院合作，已形成完善的瘢痕疙瘩序贯治疗体系，近1年已完成53例耳郭瘢痕疙瘩的治疗，此病例中我科运用整形外科技术切除瘢痕疙瘩联合局部放疗，随访2个月后，恢复效果良好，长期效果还在随访中。

（作者：边巴拉吉　审校：蔡　磊）

18 妇 科

产后5天，右下腹痛4天

患者，女性，31岁，藏族，牧民。

病历摘要

【主诉】

产后5天，右下腹痛4天。

【现病史】

患者5天前在家顺产1活女婴，4天前无明显诱因出现右下腹持续疼痛，放射至右侧腰部，无恶心、呕吐，无腹泻，无尿频、尿急、尿痛。自诉发热，未测体温。就诊当地医院，予以治疗（具体不详），无任何缓解。建议上级医院就诊。遂至我院急诊，完善妇科B超提示"产后子宫，右附件区条状低回声，炎性包块？"。

【既往史及家族史】

无特殊。

【生育史】

G6P6，旧法接生。

【体格检查】

T 36.4℃，P 106次/分，R 22次/分，BP 98/67mmHg。专科查体：外阴阴性，阴道畅，见中等量血性恶露；宫颈肥大，宫口见淡血性恶露排出，后穹隆不饱满，举摆痛阴性；宫体稍大，耻上2指，压痛阴性；右附件区饱满，压痛阳性，反跳痛阴性；宫旁未扪及明显异常。

【辅助检查】

1. 血液检查　血常规：WBC $9.3×10^9$/L，Hb 121g/L，PLT $343×10^9$/L，NEUT $6.76×10^9$/L；hs-CRP 120.94mg/L；PCT 0.17ng/ml；血浆D-Dimer 2.39mg/L。

2. 宫颈阴道分泌物培养　未见异常。

3. 妇科B超　子宫大小约11.5cm×9.2cm×7.5cm，宫腔内探及约为6.6cm×1.8cm强回声，CDFI：周边及内部未见血流信号。肌层回声均；右卵巢可见，右附件区见低回声，与宫角关系密切，范围约6.0cm×6.7cm×5.3cm，CDFI：其内可见较丰富蜂窝样血流信号。后穹隆未见游离液性暗区。子宫增大，产后宫腔内强回声，考虑积气；右附件区条状低回声，炎性包块？

4．全腹增强CT　下腔静脉-肾静脉水平见一管状低密度影，向下延续至髂窝处，横径约2.2cm，壁厚，其内局部密度增高，周围见类圆形软组织密度影。下腔静脉内见小结节充盈缺损。考虑下腔静脉-卵巢静脉血栓性静脉炎（图18-1A、图18-1B）。

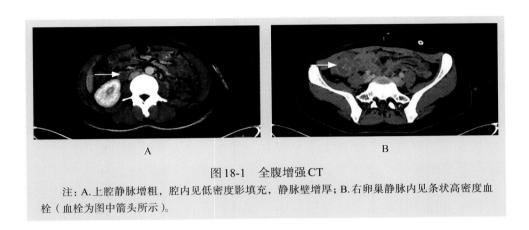

图18-1　全腹增强CT

注：A.上腔静脉增粗，腔内见低密度影填充，静脉壁增厚；B.右卵巢静脉内见条状高密度血栓（血栓为图中箭头所示）。

【诊断】

右侧卵巢静脉血栓性静脉炎

产褥期

【治疗及随访】

　　1．治疗　入院后体温升高，予监测体温，抗生素＋抗凝治疗：注射用头孢曲松钠 2g qd，连续8天，低分子肝素钠注射液 4250IU q12h，连续8天。上述治疗4天后体温恢复正常，右下腹痛明显缓解，感染指标呈下降趋势（图18-2）。

　　2．随访　嘱患者出院后继续口服利伐沙班15mg，每日2次×3周。患者失访。

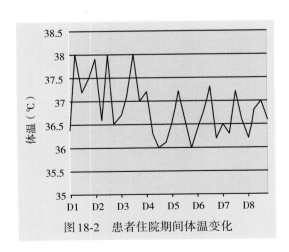

图18-2　患者住院期间体温变化

讨 论

产后卵巢静脉血栓（postpartum ovarian vein thrombosis，POVT）是一种少见的产褥期并发症，分娩人群中发生率为0.01%～0.05%，常发生于产后2～15天，剖宫产术后多见，其中右侧占约80%、左侧占6%、双侧占14%，可继发下腔静脉血栓、肺栓塞、脓毒血症等并发症，严重时可危及生命。

1. 产后OVT的易感因素 产后容易发生OVT主要与血液的高凝状态、血管损伤和循环淤滞有关。妊娠后，雌激素水平增高，凝血因子水平显著升高、纤维蛋白原含量增加，而其抗凝系统活性降低，从而导致孕妇血液处于高凝状态。这种生理性变化过程，一方面作为保护机制，降低产后出血等并发症的发生率，另一方面也可促进血栓形成。分娩过程、妊娠期外科手术创伤、局部炎症对血管内皮造成损伤，均可激活内源性凝血过程。围产期卵巢静脉血流增加、血管迂曲扩张、回流不畅等因素可导致循环淤滞，最终使静脉血栓栓塞的发生风险增加。

卵巢静脉出卵巢门后形成静脉丛，与同名动脉伴行（图18-3），产后子宫右旋压迫右侧卵巢静脉，致右侧卵巢静脉局部受压扩张，因右侧卵巢静脉较左侧卵巢静脉长，瓣膜功能差，所以约90%的OVT发生于右侧卵巢。

2. 产后OVT的早期诊断与鉴别诊断 目前国内外OVT的文献有限，多为个案报

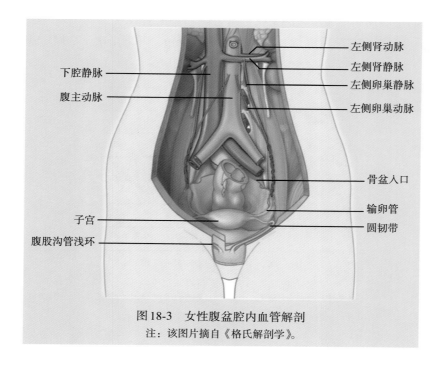

图18-3 女性腹盆腔内血管解剖
注：该图片摘自《格氏解剖学》。

道及文献检索分析。OVT临床特点（表18-1）：①受累静脉一侧腹部或腰背部持续疼痛、发热，可有心动过速，多无消化道症状；②查体可有压痛，但反跳痛，腹肌紧张等多不明显，腹痛难以定位，均与卵巢静脉位置深有关；③单独使用抗生素治疗，腹痛及发热等症状缓解不明显。产后OVT患者的实验室检查多无特异性，部分患者伴感染指标的升高，血浆D-Dimer异常升高，血培养、宫颈阴道分泌物培养常呈阴性；由于产后OVT的罕见性和临床表现的非特异性，诊断时需要与卵巢囊肿蒂扭转、急性阑尾炎、肾盂肾炎和输卵管积液等疾病相鉴别。分析本例患者，入院时初步诊断为右侧附件炎性包块待排，最终借助CT检查，结合患者临床表现及血清学检查，考虑右侧卵巢静脉血栓性静脉炎。故影像学检查对产后OVT的诊断具有重要意义。CT、MRI、超声诊断OVT的敏感度及特异度分别为100%/90%、92%/100%及63%/78%；所以目前临床上仍采用CT作为产后OVT的首选影像学检查手段。

表18-1　近5年西藏自治区人民医院两例产后OVT患者的临床资料

时间	血栓类型	年龄（岁）	分娩方式	高危因素	产后发病时（天）	首发症状	随访
2021年12月	左侧OVT	32	阴道分娩	分娩前剧吐	2	左侧腰痛	未遵医嘱复诊
2022年3月	右侧OVT	31	阴道分娩	多产/卫生状况差	2	右下腹痛	NR

注：OVT，卵巢静脉血栓；NR，因各种原因失访。

3. 产后OVT的治疗及预防　目前，国内外多提倡抗凝治疗，有感染症状者需加用抗生素。对有症状的卵巢血栓性静脉炎患者，如果尽早给予对症支持的同时联合抗凝及抗生素治疗，预后良好。Bannow等认为，抗菌药物的使用与否，对于发热和血栓治疗结果无影响，但未使用抗菌药物可能会延长血栓抗凝治疗时间。本例患者考虑患有右侧卵巢静脉血栓性静脉炎后，立即给予抗感染治疗的同时加用低分子肝素钠抗凝治疗，随后症状及体征很快缓解，出院后改利伐沙班抗凝治疗。对有抗凝治疗禁忌证、药物治疗失败或出现严重并发症的患者，可选择导管溶栓、下腔静脉滤器置入、下腔静脉结扎等方法，但是所有上述治疗均应严格把握相应的适应证。

综上所述，患者产后腹痛伴发热，单用抗生素无明显好转，需高度怀疑OVT，对于疑诊为OVT的患者可以按照所示流程诊疗（图18-4）。

目前血栓性疾病发病率升高，是导致孕产妇死亡的原因之一。有症状但未经任何治疗的OVT患者后续发生肺栓塞概率为25%，病死率为4%。尤其在高原地区，多产及卫生状况不良均是产后OVT发生的高危因素。因此，提高对卵巢静脉血栓性静脉炎的认识，筛查OVT的高危因素，进行分类管理，精准预防治疗，是及时诊治产后卵巢静脉血栓性静脉炎及避免严重不良结局发生的关键。

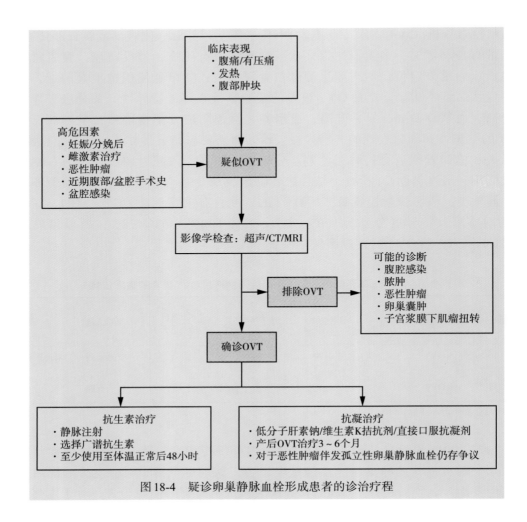

图18-4　疑诊卵巢静脉血栓形成患者的诊治疗程

（作者：索朗曲珍　卓　玛　审校：米　玛）

19 产 科

孕25⁺⁴周，咳嗽、咳痰15天，加重7天

患者，女性，20岁，藏族，牧民。

病历摘要

【主诉】

孕25⁺⁴周，咳嗽、咳痰15天，加重7天。

【现病史】

患者G1P0，LMP：2020年11月13日，EDC：2021年8月20日，于15天前无明显诱因出现低热、咳嗽、咳痰，未就诊，7天前上诉症状加重，伴腹部水肿及双下肢水肿（＋＋），外院超声检查：中孕，单活胎；胎盘增厚（早剥？）。患者于外院救治后建议到我院就诊，产科急诊以"1.G1P0 G25⁺⁴周妊娠；2.宫内活胎；3.心力衰竭？"收住院。

【既往史及家族史】

幼时因咳嗽伴呼吸困难晕厥数次，未就诊，成年后好转。

【体格检查】

BP 119/84mmHg，P 100次/分。心律齐，胸骨左缘第2肋间可闻及连续性杂音，胸骨左缘第3～4肋间可闻及收缩期杂音，P₂亢进。双肺呼吸音粗，双肺可闻及湿啰音及少许干鸣音。腹隆，有不规律宫缩，胎心率100～110次/分，阴道无流血、流水。双下肢凹陷性水肿（＋＋）。

【辅助检查】

1. 血生化检查 ALT 8U/L，AST 22U/L，TP 49.4g/L，Alb 25.5g/L。

2. 心肌酶谱 BNP 3346.6pg/ml；Myo 35ng/ml，cTn 0.044ng/ml，CK-MB 1.7ng/ml。

3. 心电图 窦性心律，完全性右束支传导阻滞合并右心室肥厚，前壁心肌缺血，电轴偏右。

4. 产科超声 双顶径5.3cm，头围21.0cm，股骨长3.6cm，腹围17cm，胎盘位于子宫后壁，胎盘下缘距宫颈内口2.5cm，胎盘内回声不均匀，羊水深度3.0cm，胎心130次/分。提示：单胎，中孕，活胎；胎盘增厚（早剥？）。

5. 腹部超声 右肾内可见多个无回声，无回声间相通，最大直径约1.4cm；左侧胸腔内见1.7cm液性暗区，右侧胸腔内可见1.3cm液性暗区；右肾积水，双侧胸腔

积液。

6．超声心动图　先天性心脏病房间隔缺损24mm；动脉导管未闭；右心功能减退；全心增大；右心室增大；肺动脉高压（重度）；肺动脉增宽；心包积液（图19-1）。

7．胸部CT和X线片　双肺广泛渗出性病变，心影明显增大，主、肺动脉增宽（图19-2、图19-3）。

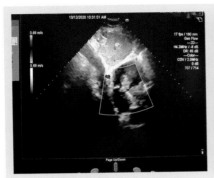
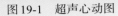

图19-1　超声心动图

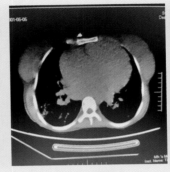

图19-2　胸部CT

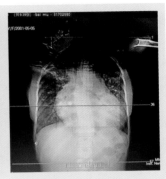

图19-3　胸部X线片

【诊断】

妊娠25^{+4}周

先天性心脏病

　　肺动脉高压（重度）

　　心功能不全（Ⅱ～Ⅲ级）

先兆流产

胎盘增厚（胎盘早剥？）

低蛋白血症

胎儿宫内窘迫

【治疗及随访】

患者先天性心脏病、房间隔缺损、动脉导管未闭、全心增大、肺动脉高压（重度）、心功能Ⅱ～Ⅲ级，系妊娠禁忌证，经积极纠正心力衰竭、我院MDT讨论后建议终止妊娠。2021年5月11日硬膜外麻醉下行剖宫产，术中见羊水Ⅱ度污染，臀位娩一活婴，术中循环稳定，手术过程顺利。术后转ICU救治，术后限制液体入量，利尿负平衡等处理，并给予西地那非、波生坦控制肺动脉压，负平衡近7000ml，水肿消退。术后第3天转回我科。术后第4天患者诉咳嗽，咳粉红色泡沫样痰，完善胸部CT：双肺广泛渗出性病变，心影明显增大，主、肺动脉增宽。心电图：窦性心律，右心室增大，左心室高电压，ST-T改变，BNP 1042pg/ml。心内科会诊后转入CCU。心内科限制液体入量，利尿负平衡等处理，并给予西地那非、波生坦控制肺动脉压等治疗后患者好转出院。

术后定期胸外科随诊，现术后1年，拟行手术治疗心脏畸形。

讨 论

妊娠合并心脏病是产科严重并发症，在我国孕产妇死因顺位中居第二位，是最常见的非直接产科死因。其发病率各国报道为1%～4%，我国约为1%。其中妊娠合并先天性心脏病所占比例最大，为35%～50%。妊娠合并心脏病的孕妇在妊娠期、分娩期及产褥期，心脏负担加重，增加心力衰竭风险，严重肺动脉高压孕妇有较高的死亡率，死亡原因包括肺动脉高压危象、肺栓塞、难治性右心衰竭等。

西藏自治区地广人稀，牧民居住地不固定，自身保健意识差，很多产妇孕前未行体检，不清楚是否存在先天性心脏病等疾病，更不清楚心脏病类型、心功能状态等情况。在高海拔地区（西藏平均海拔在4000m以上），由于氧分压及血氧饱和度低，致红细胞生成增加，还原血红蛋白增高，血液黏滞、浓缩，加之缺氧致肺小动脉收缩，肺动脉高压使右心室负荷增大。妊娠会使产妇血流动力学发生明显改变，产妇受到高寒和低氧环境刺激，导致高原地区产妇妊娠合并心脏病、心力衰竭发病率明显高于其他地区，情况严重者容易出现肺水肿。

对于患有先天性心脏病的育龄期妇女，需产科及心内科医生对其评估后，决定是否适合妊娠。中、重度肺动脉高压患者，以剖宫产为宜。剖宫产可在较短的时间内结束分娩，避免长时间的子宫收缩引起的血流动力学变化，减轻疼痛和疲劳引起的氧耗增加。硬膜外麻醉方式会实现对交感神经的有效阻断，扩张麻醉区域血管，降低回心血量，减轻心脏负荷，有助于患者心功能恢复。由于胎儿胎盘娩出后，母胎循环终止，子宫收缩时大量血液进入体循环，同时下腔静脉压迫解除，回心血量大量增加，心力衰竭发生风险增加，故术中应避免腹腔压力骤降，术后可选择沙袋压迫腹部，同时注意控制液体入量及输注速度，并在专科医生指导下降肺动脉压治疗，限制液体入量，利尿负平衡等治疗，避免产后心力衰竭的发生。患者情况稳定后应指导其避孕。

综上所述，孕前、孕期检查及个性化产前宣教非常重要。对于心脏有严重畸形、伴肺动脉高压或发绀型先天性心脏病患者，如果经过治疗后效果良好，可考虑妊娠；而心力衰竭伴各种严重慢性疾病患者则不宜妊娠。

（作者：聂 丹 审校：卓 嘎）

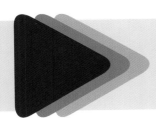

孕38⁺²周，无痛性阴道出血1天

患者，女性，28岁，藏族。

病 历 摘 要

【主诉】
孕38⁺²周，无痛性阴道出血1天。

【现病史】
患者G3P2，LMP：2020年8月13日，EDC：2021年5月20日。孕早期有恶心、呕吐等早孕反应，孕22周自感胎动。孕中晚期无头晕、头痛，无心悸、胸闷等症状。孕期未定期产检。入院前1天无明显诱因出现阴道出血，无腹痛，出血量约10ml，色鲜红，入院前2天在外院产检时提示臀位，建议住院治疗，盆腔MRI提示：前置胎盘及胎盘植入，考虑凶险性前置胎盘。因病情危重，转至我院就诊，产科以"G3P2 38⁺²周妊娠；宫内活胎；瘢痕子宫；凶险性前置胎盘伴植入；轻度贫血"的诊断收入住院。病程中患者神志清，精神可，食纳及睡眠可，二便正常，体重随孕周增加。

【既往史及家族史】
8年前孕足月顺产1次，4年前因死胎、横位行剖宫产1次，余无特殊。

【体格检查】
贫血貌，腹膨隆，有接触性宫缩。估计胎儿体重2460g，胎心145次/分，律齐，外阴见血迹，阴道少量出血，因患者系完全性前置胎盘，未行内诊。

【实验室检查】
血Hb 90g/L；血型O型，RH（＋）。

【辅助检查】
产科超声检查（图19-4）：单活胎，双顶径9.2cm，臀位，完全性前置胎盘并胎盘下局部积血可能，子宫壁右侧壁近下段局部菲薄，考虑植入可能，胎盘形态异常，需除外副胎盘可能，胎盘内无回声，考虑血窦可能，胎儿脐绕颈1周不除外，羊水指数：11.7cm。

盆腔MRI（图19-5）：宫内单胎，前置胎盘，子宫壁明显变薄，子宫底部右侧部子宫肌层与胎盘边界不清，子宫直肠窝可见新月形液性密度影，少量盆腔积液。

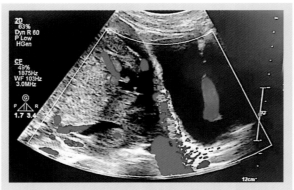

图19-4　超声检查示胎盘位置及血流情况

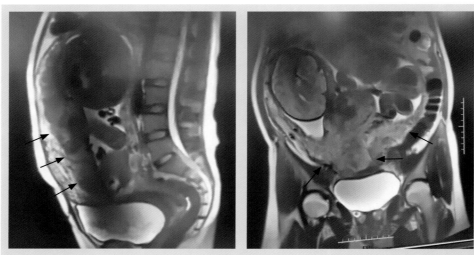

图19-5　盆腔MRI示胎盘与子宫位置关系情况
注：凶险性前置胎盘植入。

【诊断】

G38^{+2}周妊娠

宫内活胎

瘢痕子宫

凶险性前置胎盘伴植入

轻度贫血

【治疗及随访】

患者有宫缩、阴道出血的产兆，紧急启动MDT（介入室、血库、检验科、麻醉科、超声科、ICU、儿科、放射科、泌尿外科），拟定下一步治疗计划。备悬浮红细胞17U，新鲜冰冻血浆2000ml。多次进行超声检查并确定胎盘位置后，先行腹主动脉球囊置入术，之后急诊行子宫双切口剖宫产术＋植入胎盘切除术，手术助娩1活婴。术中见左侧卵巢血管、左侧髂内血管系统及左侧宫旁血管迂曲扩张，血供极丰富。用腹主动脉球囊阻断子宫及胎盘血流后，取子宫下段横切口见胎盘完全覆盖宫颈内口，且覆盖大部分子宫前壁，位于前壁的胎盘部分植入到子宫肌层内，无法人工剥离，置入范围约4cm×3cm。予以钳夹子宫肌层植入部分，电刀凝切后缝扎止血。术中结扎了双侧子宫动脉分支、双侧卵巢固有韧带内血管及左侧卵巢血管。为避免术中损伤输尿管，麻醉后手术前在膀胱镜下置入双侧输尿管D-J管，手术结束后予以取出。手术过程顺利，术中出血约300ml。

术后给予抗感染、缩宫、补液等治疗。术后第1天患者下床活动、肠道功能恢复。术后24小时后予以达肝素钠预防性抗凝治疗。术后第7天腹部伤口愈合良好，行腹部伤口拆线。术后第11天患者病情好转出院。

胎盘病理检查结果：（全胎盘）孕晚期胎盘，绒毛膜板内及绒毛板下血管扩张、淤血、局部绒毛退变，胎膜间质水肿，炎细胞浸润，脐血管3根；（可疑胎盘植入组织）平滑肌组织内见滋养叶细胞；（双侧部分输卵管组织）输卵管组织未见特殊。

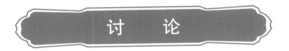

讨 论

凶险性前置胎盘（pernicious placenta previa，PPP）指附着于子宫下段剖宫产瘢痕处的前置胎盘，伴或不伴胎盘植入。

凶险性前置胎盘的诊断标准：前次终止妊娠方式为剖宫产终止妊娠，或者既往子宫行手术治疗遗留瘢痕，本次妊娠为前壁前置胎盘。术前超声提示胎盘前壁覆盖原剖宫产切口，可拟诊断为前置胎盘，且满足以下任意一点即可诊断。①术中发现胎盘不能自行剥离，徒手剥离过程中证实胎盘粘连或植入；②剖宫产术中胎盘种植部位存在胎盘植入并残留；③子宫切除标本病理检查证实有胎盘组织植入。

凶险性前置胎盘极易发生以下严重并发症。

1. 产后出血 凶险性前置胎盘是产科大出血的主要原因。植入性胎盘子宫下段蜕膜发育不良，胎盘绒毛穿透底蜕膜，侵入子宫肌层，使胎盘剥离不全而发生产后出血，极易发生不良妊娠结局。行剖宫产时，术前必须充足备血，并做好抢救孕妇及新生儿的准备，术中常可见子宫下段大量粗大的怒张血管，严重时胎盘可穿透膀胱，导致大出血。如果子宫切口无法避开附着于前壁的胎盘，则出血量会明显增加。胎儿娩出后，因子宫下段肌组织菲薄，收缩力差，附着于此处的胎盘不易完全剥离，一旦剥离，由于开放的血窦不易关闭，常发生产后出血，量多且不易控制。当伴有穿透性植入时，为挽救产妇的生命，应考虑进行子宫切除术。凶险性前置胎盘患者终止妊娠时常发生严重产后出血，因此需紧密联合麻醉科、放射科、检验科、新生儿科、血库等多个科室进行协作，遵循个体化原则，尽量减少出血及严重并发症的发生，以取得最佳的孕产妇和围产儿结局。对于凶险性前置胎盘，剖宫产传统的止血方法包括子宫动脉结扎、髂内动脉结扎、宫腔纱条填塞、子宫局部"8"字缝合、改良B-lynch缝合术、Bakri球囊填塞等，但是，当出血仍难以控制、或者经过保守治疗无效时，需考虑行全子宫切除术来挽救患者的生命。

2．感染　产褥感染的病原微生物可经阴道上行侵入靠近宫颈外口的胎盘剥离面。另外，多数患者因反复失血而继发贫血，免疫力下降，容易发生产褥期感染。

3．围产儿不良结局　出血量多可致胎儿窘迫，甚至缺氧死亡，使得治疗性早产率增加，低出生体重发生率高、新生儿死亡率高。

凶险性前置胎盘的早期诊断、合理的围产期管理及正确的术中决策对改善患者的预后至关重要。诊断凶险性前置胎盘后需尽量明确待产妇是否合并胎盘植入，并提前拟定分娩日期，做好充足的术前准备，如多学科联合管理。建议由经验丰富的妇产科医生主导救治工作。预防凶险性前置胎盘的主要措施就是严格掌握剖宫产指征，降低剖宫产率。

（作者：李　蓉　审校：卓　嘎　丁　文）

20 儿 科

皮疹1个月，伴血尿、咳嗽2周

患儿，男，12岁，藏族，学龄期儿童。

病历摘要

【主诉】

皮疹1个月，伴血尿咳嗽2周。

【现病史】

患儿于1个月前出现皮疹，由前胸逐渐蔓延至腹部、后背及四肢，突出表面，皮肤干燥，伴有瘙痒、脱屑。2周前出现血尿，呈酱油色，伴全身无力，后出现咳嗽。

【既往史及家族史】

既往无类似皮疹病史，出生史、生长发育史无特殊，家族中无类似皮疹病史。

【体格检查】

T 36.8℃，P 116次/分，R 30次/分，BP 99/65mmHg。全身皮肤、黏膜苍白，躯干及四肢皮肤干燥，可见鱼鳞状皮疹，伴有脱屑，突出表面（图20-1）。睑结膜苍白，指（趾）甲床苍白，咽部充血。左锁骨上可触及一约2cm×2cm肿大淋巴结，活动度可，无压痛。双肺呼吸音粗，双肾区叩击痛阳性。心、腹、神经系统查体阴性。

【辅助检查】

1. 血常规　WBC（3.3～5.1）×10^9/L，NEUT% 65.4%～78.6%，Hb 48～77g/L。

2. CRP　35.51～158.11mg/L。

3. 尿常规　RBC 0～2/HP，WBC 0～5/HP，潜血（＋＋＋），Pro（＋）。

4. 尿液检查　24小时尿总蛋白量、ACR、尿总蛋白比肌酐均正常。

5. 血代谢指标　叶酸0.80ng/ml，维生素B_{12} 160.00pg/ml，25-羟基维生素D 14.90ng/ml，铁蛋白319.14ng/ml，血清铁2μmol/L，未饱和铁28.1μmol/L，总铁结合力30μmol/L。

6. 胸部CT　左肺尖后段结节状渗出影伴左侧肺门、纵隔多发肿大淋巴结，原发综合征不除外，请结合临床，双肺下叶胸膜少许渗出；颈部肌间隙内散在淋巴结，边界清晰（图20-2）。

7. 泌尿系统超声　未见明显异常。

8. 淋巴细胞活检-病理报告　（颈部浅表淋巴结肿大）送检淋巴结组织广泛纤维

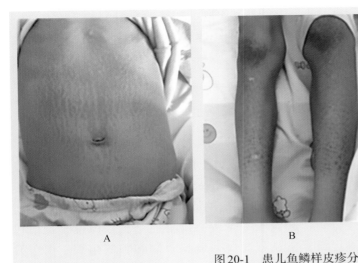
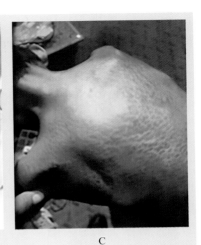

图20-1 患儿鱼鳞样皮疹分布

注：A.腹部；B.双下肢；C.背部。

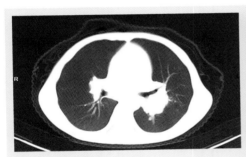
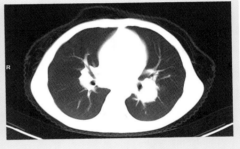

图20-2 胸部CT

化，伴玻璃样变性，部分淋巴细胞被分割成巢片状，其内可见大细胞（CD30、PAX-5阳性、MUM-1阳性），不除外霍奇金淋巴瘤。

9．免疫组化结果　S0013479-3：CD15（－），CD30（大细胞＋），Mum（大细胞＋），PAX-5（大细胞＋），Ki-67（index 20%），CD21（－），CD20（－），CD3（－），SMA（－），CD34（血管＋），CD31（血管＋）。

【诊断】

霍奇金淋巴瘤

继发性鱼鳞病

肾、肺损伤

【治疗及随访】

患儿以皮疹为首发症状，先后就诊于皮肤科、风湿免疫科，随后出现血尿、咳嗽症状，收入儿科治疗；病程中反复发热、咳嗽、淋巴结肿大、血尿；胸部CT可见纵隔淋巴结肿大，不能除外淋巴瘤可能；完善淋巴活检明确霍奇金淋巴瘤；转至四川大学华西第二医院进一步化疗等；随访目前患儿经化疗7次后一般情况良好，临床症状明显好转，化疗间隔由29天延长至3个月。

讨 论

霍奇金淋巴瘤（Hodgkin lymphoma，HL）在19世纪前半叶由Thomas Hodgkin发现，后来由Samuel Wilks命名为霍奇金病（Hodgkin disease，HD），2001年被世界卫生组织（WHO）命名为HL。是一种慢性进行性、无痛的原发于淋巴结和结外淋巴组织的恶性肿瘤，其原发瘤多呈离心性分布，起源于一个或一组淋巴结，以原发于颈淋巴结者较多见，逐渐蔓延至邻近的淋巴结，然后侵犯脾、肝、骨髓和肺等组织。由于发病的部位不同，其临床表现多种多样。儿童霍奇金病（Hodgkin's disease of children）是淋巴网状组织的恶性肿瘤，常发生于一组淋巴结而扩散至其他淋巴结和/或结外器官或组织。男女比为2.3∶1。学龄及学龄前儿童发病较多，多数报道最小年龄为2～3岁，多为2岁以上儿童，偶有婴儿病例报道。男性明显多于女性。

霍奇金淋巴瘤临床表现如下。

1. 淋巴结肿大　淋巴瘤是淋巴组织的实体瘤，首先会表现为淋巴结的肿大，通常是在颈部出现无痛性的淋巴结，常呈逐渐增大的状态，而且肿大的淋巴结相互之间有融合趋势，质地较硬，随着病情的进展，腋窝、腹股沟等部位的淋巴结都会出现肿大症状。若对周围器官造成压迫，也可出现相应症状，如压迫上腔静脉，可导致血液回流障碍。

2. 淋巴结外器官浸润　随病情进展，患者可出现肝大、脾大、黄疸、肺实质浸润、胸腔积液、骨痛、贫血、脑膜脑实质损害等症状。

3. 全身症状　可伴恶心、呕吐、疲乏、体重减轻、发热、皮肤瘙痒等全身症状。还可合并免疫功能紊乱，进而引起相应疾病，如自身免疫性溶血性贫血、血小板减少、肾病综合征等。

患者首发症状为皮疹，且皮疹特点特殊，鱼鳞样改变，后出现发热、淋巴结肿大、咳嗽、血尿、蛋白尿等提示多系统受损，诊断难度大，最终淋巴结活检明确霍奇金淋巴瘤诊断。以鱼鳞病为首发症状的淋巴瘤相关报道罕见，该病例为西藏首例病种。

（作者：拉姆卓嘎　审校：赵　蓉　吴　红）

皮疹1个月伴血便4天

患儿，男性，4月龄，藏族。

病历摘要

【主诉】

皮疹1个月伴血便4天。

【现病史】

患儿于1个月前无诱因出现全身散在皮疹，呈针尖样，压之不褪色，未高出皮面，4天前出现血便，量较多，无发热，无其余不适。

【既往史及家族史】

既往无特殊。

【体格检查】

神志清，精神欠佳。轻度贫血貌，颜面、颈部、躯干、双下肢可见散在出血点，呈针尖样，未高出皮面，疹间皮肤正常，双眼睑苍白，咽部无充血。双肺呼吸音粗，心腹查体无明显阳性体征，指（趾）甲床稍苍白。

【辅助检查】

1. PLT 见图20-3。

2. 免疫全套 补体C3、C4正常，IgM＜0.25g/L、IgA 0.38g/L、IgG 25.2g/L。

3. HCY 16.65μmol/L。

4. 基因检测结果 患者基因检测一个半合子致病性变异。

患儿母亲基因检测回示：受检者家属"××××之子"经"湿疹血小板减少伴免疫缺陷综合征WAS基因顺序"所报告的一个基因突变位点遗传自母亲。

患儿父亲基因检测回示：未检测到特定位点的基因突变。

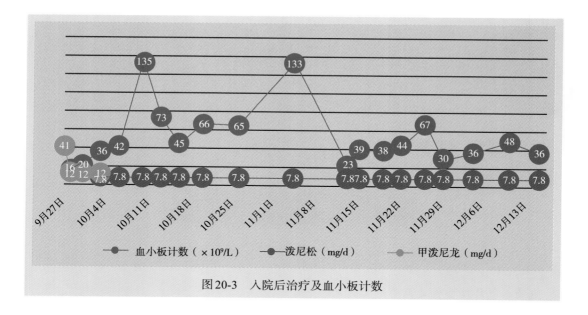

图20-3　入院后治疗及血小板计数

【诊断】

湿疹血小板减少伴免疫缺陷综合征

【治疗及随访】

血小板减少或出血时使用糖皮质激素、丙种球蛋白、输注血小板，应用抗细菌、抗真菌、抗病毒药物控制感染，以及造血干细胞移植。后期因家长原因失访。

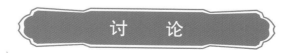

讨　论

湿疹血小板减少伴免疫缺陷综合征又称Wiskott-Aldrich综合征（WAS），是一种少见的X连锁隐性遗传病，以湿疹、血小板减少和免疫缺陷为临床表现，易患自身免疫性疾病和恶性肿瘤。新生儿WAS发病率为（1 ～ 10）/100万，多发生于男性。主要治疗手段为干细胞移植重建免疫功能。

1. 临床特征　①多见于男孩。②出血倾向：是WAS最重要的临床特征，患者在出生后即有出血倾向，可表现为淤斑、紫癜、鼻出血、牙龈出血、血尿、血便、呕血、结膜下出血、颅内出血等。③湿疹：是WAS的另一个特征性表现，常出现在生后数月。随年龄增长，湿疹可变得严重而难于控制。湿疹特征性分布于头面部、前臂和腘窝，但在病情进展时可遍布全身。有的湿疹伴出血或感染。④反复感染：大多数患者会发生反复感染，尤其是肺炎、中耳炎、脑膜炎、上呼吸道感染和皮肤感染等。⑤其他：常见肝脾大。有的患儿伴有关节炎、自身免疫性溶血性贫血、肾脏疾病等。较为年长患儿易发生恶性疾病，特别是淋巴网状系统恶性肿瘤。⑥不典型的患儿无反复感染及湿疹。

2．治疗　该病需根据严重程度、病程、基因突变和*WASp*的表达情况而制订个体化综合治疗方案。①一般治疗：支持治疗和抗生素的预防治疗是必须的，如使用复方磺胺甲噁唑预防肺孢子菌肺炎等。必要时可予静脉滴注丙种球蛋白、血小板输注和脾切除术。严重的湿疹可使用糖皮质激素治疗。②造血干细胞移植：造血干细胞移植是目前根治 WAS 最有效的方法。*WASp* 无表达的 WAS 患儿确诊后应尽早行造血干细胞移植。③基因治疗：基因治疗由于避免了移植后的排斥反应，无须进行配型，有利于及时治疗 WAS。但由于存在插入突变活化原癌基因风险，其治疗的安全性还有待进一步提高，目前还在试验阶段。

该病例为西藏首例确诊 WAS 综合征患者，通过基因确诊，突破以往较局限的思维，利用第三方检验基因诊断少见病及罕见病。但因家长对疾病的认识及个人其他原因拒绝随访，对后期患儿的预后缺乏了解。

（作者：琼　达　审校：赵　蓉　吴　红）

21 眼 科

右眼突发视物不清3月余

患者，女性，65岁，藏族。

病历摘要

【主诉】
右眼突发视物不清3月余。

【现病史】
患者入院前3个月染发后右眼出现视物不清，表现为视力下降，无眼红、眼痛、复视，无头晕、恶心、呕吐等不适，当时未予重视。入院前1个月自觉视力较前下降明显，就诊于我院门诊，检查后初步诊断为"右眼视网膜分支静脉阻塞"。

【既往史及家族史】
40年前患空洞型肺结核，治愈。35年前诊断为丙型病毒性肝炎，治愈。发现血糖增高2年，未正规诊治。1年前于外院诊断为"冠心病"。

【体格检查】
右眼视力0.4，眼压18mmHg，结膜充血（－），角膜透明，前房深度正常，房闪（－），瞳孔圆3mm×3mm，对光反射灵敏，晶状体轻度混浊，眼底检查：视盘界清，色正常，颞上支血管大片暗红色火焰状出血，累及黄斑区，网膜血管迂曲，动静脉交叉压迹（＋＋）；左眼视力0.5，眼压20mmHg，结膜充血（－），角膜透明，前房深度正常，房闪（－），瞳孔圆3mm×3mm，对光反射灵敏，晶状体轻度混浊。眼底检查：视盘界清，色正常，可见脱髓鞘纤维。

【辅助检查】
1. 血液检查　血常规、凝血功能、肝肾功能等均未见明显异常，Fbg 9.0mmol/L，TSH 9.538mU/L。

2. 眼底照相（图21-1A）　视网膜颞上方可见火焰状出血。

3. OCT（图21-1B）　黄斑区囊样水肿，高度为538μm。

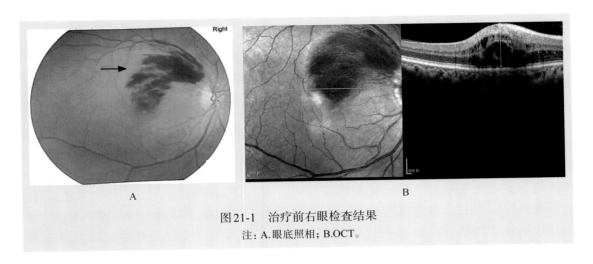

图21-1 治疗前右眼检查结果

注：A.眼底照相；B.OCT。

【诊断】

右眼视网膜分支静脉阻塞

双眼年龄相关性白内障

高血压病

冠心病

糖尿病

【治疗及随访】

患者从发病共行9次右眼抗VEGF治疗，同时治疗原发病，请高原心血管内科及内分泌科协助控制血压、血糖等，最终眼底出血吸收（图21-2A），黄斑水肿消退（图21-2B），高度为157μm视力从0.4上升到0.6，并保持稳定，嘱患者定期随访。

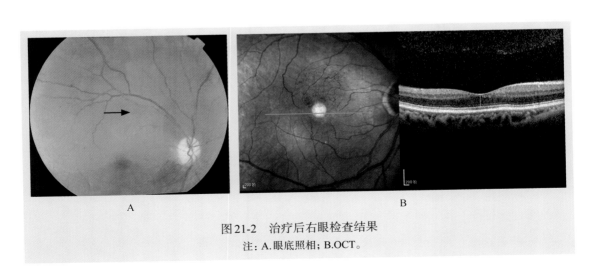

图21-2 治疗后右眼检查结果

注：A.眼底照相；B.OCT。

讨　论

　　视网膜静脉阻塞是一种常见的视网膜血管病变性疾病，其致盲率仅次于糖尿病视网膜病变，由此造成的黄斑水肿、新生血管性青光眼等严重损害了患者的视功能，甚至造成永久、不可逆的视力下降。视网膜静脉阻塞的发生与高血压、糖尿病、动脉粥样硬化、血液流变学异常和炎症等因素有关。可以说目前病因仍然不十分清楚，但是多与血栓形成有关，多数研究认为由于动脉硬化压迫视网膜静脉主干在筛板后产生阻塞或血流速度降低，血液黏稠度增加，加上血管壁本身改变，导致血液动力学改变，血流阻滞，血栓形成。而分支视网膜静脉阻塞由于动脉管壁挤压静脉血管，在动静脉交叉点易产生栓塞。血压与各型视网膜静脉阻塞的关系：有相关资料显示59%的视网膜静脉阻塞患者合并高血压病，其随访研究证实平均动脉压与视网膜静脉阻塞的发生相关，平均动脉压每升高10mmHg其相对危险度增加1.14倍。美国一项大样本病例对照研究发现高血压患者发生视网膜静脉阻塞的危险系数为3.3，糖尿病患者发生视网膜静脉阻塞的危险系数为2。在高原藏族地区，由于长期处于低氧环境，机体会发生红细胞增多，血管数量和血容量增加以及血管收缩增强等适应性改变，而这些被认为是高原藏族人群更容易罹患高血压及心血管疾病的主要原因。目前数据显示，高原地区高血压的发病率高于平原地区。西藏高原地区地广人稀，农牧民对高血压、糖尿病的知晓率虽有所提高，但治疗控制率却较低，无疑增加了视网膜静脉阻塞眼病的预防及治疗难度，因此在疾病的诊治中，不采用建议单一疗法，需多学科联合。

（作者：周永康　审校：安　芳）

右眼溅入异物伴视力下降50天

患者，男性，25岁，藏族，农民。

病历摘要

【主诉】
右眼溅入异物伴视力下降50天。

【现病史】
患者50天前干农活时不慎右眼溅入异物，伴视力下降、眼红，无明显眼痛、眼胀，无头痛、恶心、呕吐等不适；就诊于外院后建议我院就诊。

【既往史及家族史】
既往体健。

【体格检查】
右眼：视力0.25，眼压5mmHg，裂隙灯见瞳孔散大，余前节（-），眼底检查见视盘鼻侧一铁锈色异物嵌入，黄斑区视网膜皱褶。左眼：视力0.8，眼压11mmHg，前节及眼底检查未见异常。

【辅助检查】
1. 眼眶CT　右眼玻璃体腔内异物影（图21-3A）。
2. 眼部OCT　右眼黄斑区受累（图21-3B）。
3. 眼底照相　右眼视盘鼻侧见一片状铁锈色异物嵌入（图21-3C）。

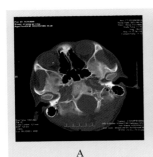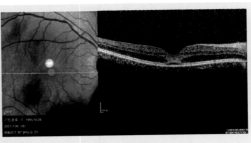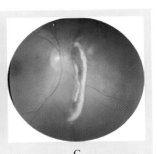

A　　　　　　　　　　B　　　　　　　　　　C

图21-3　眼部检查结果

注：A.眼眶CT：右眼玻璃体腔内异物影；B.眼部OCT：异物存留时间长，右眼黄斑区已受累；C.眼底照相：右眼视盘鼻侧见一片状铁锈色异物嵌入，异物较大。

【诊断】

右眼球内异物

右眼眼内炎？

【治疗及随访】

完善术前检查后局麻下行右眼球内异物取出＋玻璃体切割＋视网膜激光光凝＋空气填充术。术后1周复诊，右眼视力稍有改善；术后1个月复诊，右眼视力0.5；未出现白内障、感染、视网膜脱离等并发症（图21-4）。

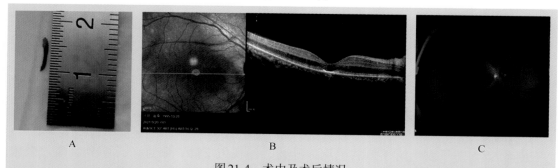

图21-4　术中及术后情况

注：A为术中取出的异物；B为术后OCT：右眼黄斑区结构已复位，但因金属异物毒性作用，黄斑区可见较高密度影；C.术后眼底彩照：右眼视盘鼻侧异物已取出，网膜裂孔处激光封闭，网膜平复。

讨　论

眼球内异物依靠眼部CT、B超、OCT等容易诊断，难点在于手术。后段眼内异物行手术取出的时机目前仍有争议，一般认为应根据自身手术条件及具体病情尽早取出异物，玻璃体切除术联合异物取出是主要的手术方式，角膜水肿影响手术的病例采用眼内镜下玻璃体切除术取出异物。较大的异物易引起眼内炎及视网膜脱离，往往预后欠佳。眼内异物应积极行急诊取出异物手术，并且需综合分析异物位置及并发症，以选择合适的手术路径。玻璃体切除联合经上方睫状体平坦部切口或角膜缘隧道切口眼内磁性异物摘出术，微创、快速、安全，而且并发症少，视力恢复较好。后段眼内异物，视网膜裂孔较小而且无视网膜脱离者，以过滤空气作为玻璃体腔填充物可能是有效的。

眼球内异物是眼科的疑难病例，在西藏自治区发生率高，起病急、进展快，异物进眼内容易，取出困难，并发症多，如眼内炎、交感性眼炎、颅内感染等，常造成不可逆性视力损伤甚至致盲或危及生命；该例患者是玻璃体切割联合球内异物经角膜缘取出，术中激光封闭裂孔，并以空气填充，经随访，术后视力明显提高且未出现任何并发症。该例患者为西藏自治区人民医院第一例玻璃体切割联合眼球内异物取出的病例，填补了我院利用微创技术取出眼球内异物案例的空白。

（作者：张雪梅　审校：韩　亮）

22 耳鼻喉科

颈部气枪击伤17小时

患者，男性，21岁，藏族，农民。

病 历 摘 要

【主诉】

颈部气枪击伤17小时。

【现病史】

患者家属代诉，患者于17小时前，不慎被气枪击伤颈部，当时无疼痛、呼吸困难、声音嘶哑等不适。于10小时前，突然出现颈部疼痛、声音嘶哑及呼吸困难等不适，并出现吞咽时咽喉部疼痛，颈部强迫体位，口中流涎及恶心、干呕不适，今日遂来我院急诊就诊。完善检查：颈部异物，故急诊以"颈部异物"收入院。自发病以来，饮食、夜休可，二便如常，无消瘦。

【既往史及家族史】

平素体健，否认肝炎、结核、伤寒、疟疾等传染病史。预防接种史不详。

【体格检查】

T 36.5℃，P 98次/分，R 20次/分，BP 96/71mmHg。查体欠合作。专科查体：颈部轻度肿胀，颈部呈强迫向右偏曲，痛苦表情，咽喉部情况因合作差无法窥视。

【辅助检查】

1. 血常规　WBC $16.6×10^9$/L，NEUT% 82.9%，Hb 184g/L，PLT $231×10^9$/L。

2. 血生化检查　ALT 70U/L，AST 71U/L，Alb 47.8g/L，BUN 5.37mmol/L，Cr 59μmol/L，TBil 33.4μmol/L，DBil 8.1μmol/L，K 4.8mmol/L，Na 134mmol/L。

3. 凝血功能　PT 14.4s，APTT 30.7s，Fbg 3.68g/L，D-Dimer 0.69mg/L。

4. 感染八项　HBsAg（−），HBsAb（＋），HBeAg（−），HBeAb（−），HBcAb（＋），抗-HCV（−），抗-HIV（−），抗-TP（−）。

5. 心电图　窦性心律，正常心电图。

6. 颈部及胸部CT　可见异物分别位于甲状腺、颈5椎体及颈5～6椎体椎间盘（图22-1）。

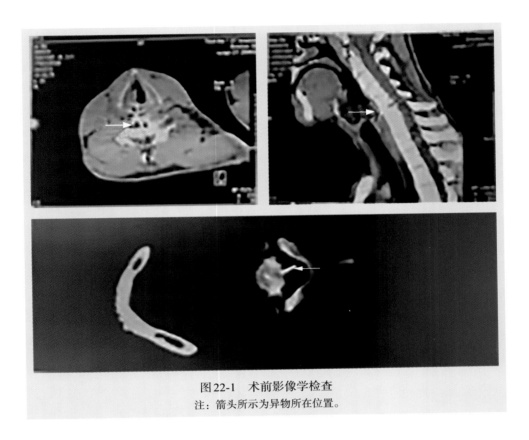

图 22-1　术前影像学检查

注：箭头所示为异物所在位置。

【诊断】

颈部异物（甲状腺异物、颈椎 5～6 异物、椎管内异物）

　　右侧声带麻痹

　　脊髓损伤

　　气管食管损伤

【治疗及随访】

　　于全麻下联合骨科医生行颈部切开探查及异物取出术，麻醉起效手术开始前利用内镜检查喉、气管和食管，发现患者存在右侧声带麻痹和食管损伤。术中先于颈部右侧甲状腺水平做一切口，分离甲状腺被膜组织后可见自下而上插入甲状腺一射钉，顺利取出并切除部分已损伤的甲状腺，予以缝合甲状腺被膜组织及缝扎止血，探查右侧喉返及喉上神经，未见明显断裂伤。随后骨科医生沿切口进一步分离颈血管鞘与气管、食管的间隙，显露颈 5～6 椎体前方。见颈 5 椎体的右侧由下至上进入椎体的射钉，顺利取出（图 22-2）；见颈 5～6 椎间盘有一射钉插入椎管，约 1cm 留在椎间盘外，顺利取出，异物取出后未见大出血及脑脊液漏等情况。随后探查气管与食管，未见明显的气管、食管撕裂伤。予以双氧水、生理盐水和碘伏稀释液反复冲洗术腔，于术腔右侧放置负压引流管。彻底止血后逐层缝合伤口，局部加压包扎。术后 1 周复查颈部 MRI

示第6颈椎轻度水肿，未见其他明显异常。在随访中也没有出现神经系统后遗症和其他并发症。

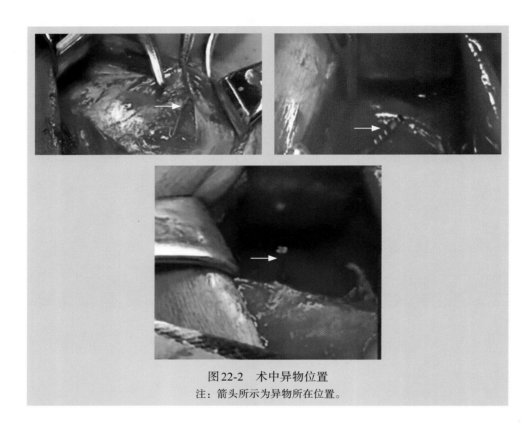

图22-2　术中异物位置

注：箭头所示为异物所在位置。

讨　论

由异物引起的颈部损伤分为创伤性和医源性。通过查阅近年来射钉枪引起的外伤发现，由于颈部血管、神经的分布，各例的损伤及临床症状都由于损伤的位置而有不同的临床表现。最常见的就是出血、感染及神经功能的损伤。由于容易造成多处损伤，准确的病史和仔细的体格检查对于确定诊断和适当的治疗是必要的。此外，影像学对于定位异物和评估造成的损害是必要的，能为治疗方案的选择提供重要的依据。

在查阅文献中发现对于颈部异物的治疗方案包括保守治疗和手术治疗。某些情况的患者可采用保守治疗，如无临床表现、异物造成的局部脓肿、脊柱枪击伤；但大部分患者需要手术治疗，尤以铁质异物为主。MRI可以提供重要的信息，但由于异物的铁磁性，它在金属异物中的应用受到限制。一旦怀疑重要血管损伤，就必须进行DSA检查，尤其是尖锐异物靠近重要器官的情况。手术过程中，颈椎的异物应评估硬脊膜损伤情况，必要时给予大量的抗生素灌洗。患者术后必须监测脑脊液漏、感染和血管损伤情况。因此，需要收集更多的病例来完善相应的决策及治疗。

（作者：廖志鹏 审校：巴 罗）

右眼反复流脓11年余

患儿，男，11岁，藏族，学生。

病历摘要

【主诉】

右眼反复流脓11年余。

【现病史】

患儿于婴儿时期（约3个月大小）无明显原因出现右眼流脓，无眼红、眼痛、分泌物增多，右侧眼角伴有红肿，当时未予以特殊治疗。此后上述症状反复发作，患儿7岁时于外院就诊后予以滴眼液（具体不详）治疗后上述症状仍反复发作，病程中右眼偶有溢泪，无视物模糊。2天前患儿至我科门诊就诊后诊断为"泪囊瘘"，建议住院手术治疗。患儿自患病以来神志清，精神可，二便正常。

【既往史及家族史】

平素体健，否认肝炎、结核、伤寒、疟疾等传染病史。按时预防接种。

【体格检查】

一般情况良好，鼻中隔无明显偏曲，双侧鼻腔内可见少许黏性分泌物，鼻窦无压痛，右侧近泪囊区可见长约1cm瘢痕，伴有窦道形成，挤压可见少许脓性分泌物，无明显触压痛，眼睑闭合可，角膜透明，前房适中，瞳孔居中，对光反射灵敏。余未见明显异常。

【辅助检查】

1. 血常规　WBC $5.5×10^9$/L，NEUT% 56.0%，Hb 151g/L，PLT $357×10^9$/L。

2. 血生化检查　ALT 17U/L，AST 22U/L，Alb 38.5g/L，BUN 6.5mmol/L，Cr 47μmol/L，TBil 7.3μmol/L，DBil 1.9μmol/L，K 5.2mmol/L，Na 141mmol/L。

3. 凝血功能　PT 11.1s，APTT 37.9s，Fbg 2.58g/L，D-Dimer 0.27mg/L。

4. 感染八项　HBsAg（＋），HBsAb（－），HBeAg（－），HBeAb（＋），HBcAb（＋），抗-HCV（－），抗-HIV（－），抗-TP（－）。

5. 心电图　窦性心律，正常心电图。

6. X线泪道造影（图22-3、图22-4）　经泪道注射器分别注入5ml碘剂，左侧泪道造影剂流出顺利，未见明确梗阻；右侧泪道中、上段造影剂充盈良好，下段约下鼻道层面见造影剂通过受阻。诊断意见：右侧下鼻道层面鼻泪管阻塞，请结合临床。

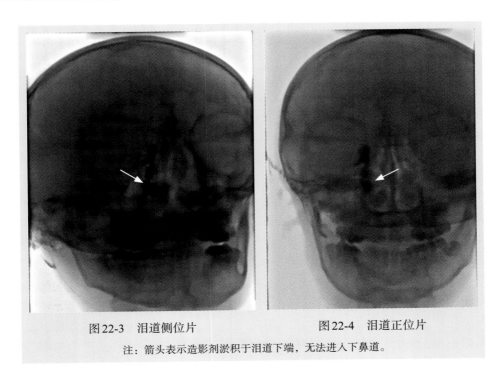

图22-3　泪道侧位片　　　　　　图22-4　泪道正位片

注：箭头表示造影剂淤积于泪道下端，无法进入下鼻道。

【诊断】

过敏右眼先天性泪囊瘘

慢性乙型病毒性肝炎

【治疗及随访】

在使用鼻内镜下鼻腔泪囊造口术治疗期间，为保证治疗效果，应注意以下几方面：①首先应依据患者的具体情况对泪囊窝进行准确定位。②泪囊造口应合理（图22-5），大多数学者认为仅开放泪囊下半部分即能达到较好的引流泪液的效果，无需对泪囊实行全程开放。全程开放泪囊极易因泪总管开口的创伤而造成闭锁，泪囊正常的舒缩功能也会遭到破坏，从而丧失泪液引流的动力。③为减少骨质裸露应保留黏膜瓣，临床中存在部分鼻内镜下鼻腔泪囊造口术失败情况，分析原因为泪囊造口部位的瘢痕收缩或者肉芽增生导致的造口闭锁。制作泪囊鼻腔黏膜瓣，使暴露骨质得到充分覆盖，能显著减少因骨质裸露而导致的肉芽瘢痕，加速鼻腔黏膜与泪囊黏膜愈合，造口闭锁情况明显减少。④定期对患者进行术后随访，并嘱患者定期进行泪道冲洗，及时在鼻内镜下清理鼻腔内的肉芽及血痂渗出物，避免因造口堵塞形成造口闭锁。该患者随访半年，泪囊炎无复发，泪道通畅，局部无瘢痕。

讨　论

　　高原地区气候干燥加上紫外线强及风沙大等环境原因，慢性泪囊炎的发病率较高。由于就医观念落后或经济条件受限，患者往往无法得到有效治疗。因此，该患者发生严重并发症后才到医院就诊治疗。近年来，受各种因素影响，慢性泪囊炎发病率呈逐渐递增趋势，若不采取及时、有效的治疗措施，随着病情进展，极易导致面部瘢痕形成，角膜穿孔，甚至引发患者失明，严重影响患者的身体健康及生活质量。溢泪与溢脓是慢性泪囊炎患者主要的临床表现，临床中大多借助手术以改善症状。传统的手术治疗对机体损伤较大，且术中出血量较多，对患者预后产生不利影响，加上该项手术操作难度较高，从而使其在临床应用中受到限制。随着医疗技术的发展，鼻内镜下鼻腔泪囊造口术逐渐运用于临床，该项手术具有以下优势：①借助鼻内镜进行手术操作，能有效保证手术视野的清晰度，增加手术操作的安全性；②能够有效避免因鼻外径路手术对内眦神经、皮肤、韧带以及血管等造成损伤，加上该项手术操作无面部手术瘢痕，从而满足了广大患者对于美观方面的需求，尤其受到女性患者的青睐；③采用鼻内镜下鼻腔泪囊造口术治疗，能同时对鼻部病变进行处理，手术过程中对泪囊周围组织结构的损伤较小，且不会对眼轮匝肌造成损伤，使泪囊的"泪液泵"功能得到有效保留，利于泪液排出。综上所述，采用鼻内镜下鼻腔泪囊造口术治疗，能提升慢性泪囊炎的临床治疗效果，术后并发症较少，利于其术后恢复（图22-6、图22-7）。

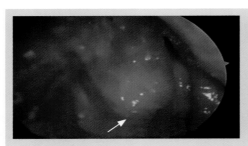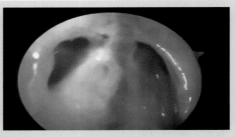

图22-5　鼻内镜泪囊鼻腔开口随访

注：箭头所指为术后鼻内镜随访泪囊开口。

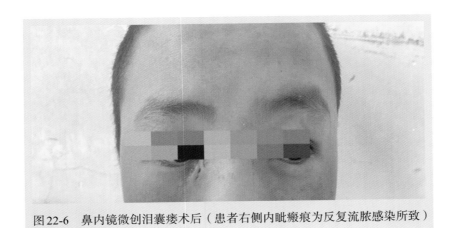

图22-6　鼻内镜微创泪囊瘘术后（患者右侧内眦瘢痕为反复流脓感染所致）

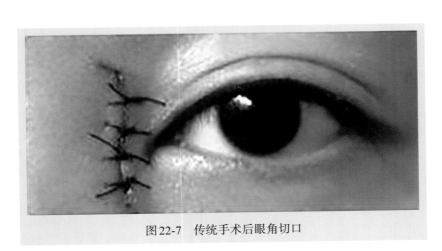

图22-7　传统手术后眼角切口

（作者：徐小东　审校：巴　罗）

23 口腔科

颏下及左侧颌下肿物18月余

患儿，男性，12岁，藏族。

病历摘要

【主诉】

颏下及左侧颌下肿物18月余。

【现病史】

患儿18月余前无明显诱因，颏下出现一"核桃"大小的肿物，无疼痛等不适，肿物逐渐增大，无自觉肿物冬季变大，夏季变小。发病来无任何不适，未行任何治疗。

【既往史及家族史】

4年前在当地医院行"肝包虫病"手术，具体不详，术后服用"打虫药"1个月，具体不详，随后自行停药，未再复查。

【体格检查】

颏下触及一个约5cm×5cm大小的肿物，左侧颌下触及一个约3.5cm×2cm大小的肿物，两肿物间界限不清，质韧，活动度差，无压痛，表面皮肤颜色不红、皮温不高。口内双侧舌下区未见隆起，双侧导管口未见红肿，分泌物清亮。颏下及左侧颌下因肿物无法触及淋巴结，右侧颌下及颈部未触及肿大淋巴结。

【辅助检查】

1. 颈部增强CT　见颏下区、左侧颌下、咽旁区多个不规则囊性低密度影像，左侧颌下、上颈区病变邻近颈部大血管。病变压迫致咽腔轻度变窄（图23-1）。

2. 腹部CT　肝占位性病变，边界不清，边缘见钙化密度影，考虑肝细粒棘球感染（图23-2）。

3. 病理诊断　（颏下、左侧颌下、咽旁肿物、左侧颌下腺）纤维性囊壁，间质较多淋巴结及嗜酸性细胞浸润，血管扩张、淤血、出血、局灶可见粉染板层状结构伴多核巨细胞反应，符合细粒棘球蚴病伴感染。

【治疗及随访】

入院后拟诊"颏下、左侧颌下、咽旁肿物待查；肝脏占位性质待查，肝包虫复发可能"，完善术前准备，行外科手术切除，术中高渗盐水纱布保护术区周围组织，预防囊液外溢引起过敏性休克及包虫种植。手术切除肿物（图23-3）。病理提示：细粒棘球蚴病伴感染（图23-4）。肝脏占位病变根据普外科会诊意见择期普外科就诊治疗。术后复查伤口愈合良好（图23-5）。

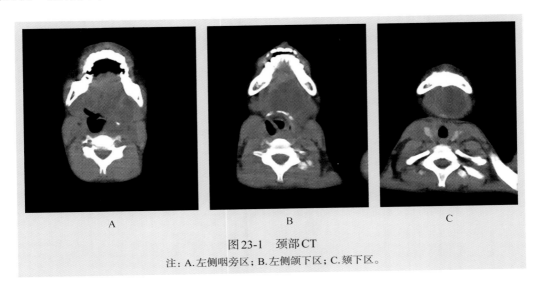

图23-1　颈部CT

注：A.左侧咽旁区；B.左侧颌下区；C.颏下区。

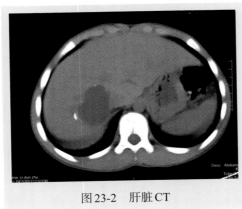

图23-2　肝脏CT

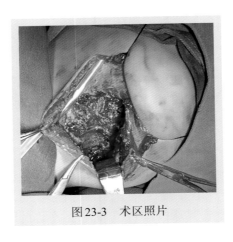

图23-3　术区照片

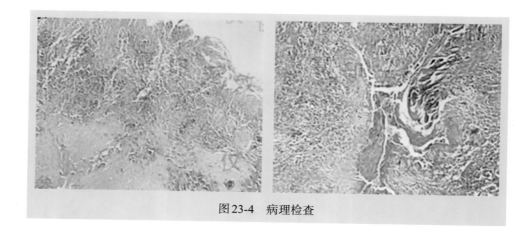

图23-4　病理检查

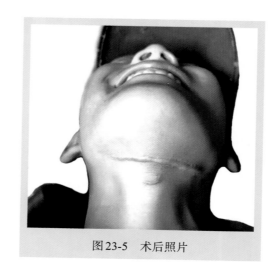

图23-5　术后照片

【诊断】

颈部包虫病

肝脏占位性质待查，肝包虫病复发可能

讨　论

棘球蚴病又称包虫病，是由圆叶目带科棘球属绦虫的幼虫寄生于牛、羊、猪、啮齿类动物及人体内导致的一种人畜共患寄生虫病。西藏自治区包虫病流行病学调查结果显示，人群发病率为1.66%，推测西藏全区大约有5万人患有包虫病。人类感染后大多数幼虫停留在肝脏，发育成棘球蚴即包虫囊。少数幼虫可进入肺，甚至经肺进入体循环，到达其他器官组织，发育成为包虫囊。临床以寄生在肝、肺的最多，其他部位罕见。该例发生于颈部，极为少见。包虫病在 CT 表现为：圆形或椭圆形囊状低密度影，边界清晰，可伴有囊壁钙化，囊内多个分隔囊腔，囊液呈水样密度等改变。发生于软组织部位需与脓肿及囊性病变相鉴别，如腮裂囊肿、淋巴管瘤等。包虫病一旦确诊则穿刺为其禁忌证，因穿刺易致异种蛋白过敏及囊液外漏种植而增加术后复发的概率。诊断主要依靠发生部位及 CT 增强扫描，了解此病流行病史，更能提高诊断准确性。此病例有肝包虫手术史，术前考虑肝包虫病复发，不排除前次肝包虫手术引起颈部远处转移。

对于任何疾病，预防都重于治疗。高原地区的居民有吃生肉或风干肉的饮食习惯，而传统的自然风干处理手段不能有效杀死牛羊肉里棘球蚴包囊内的虫体，增加了棘球蚴由家畜向人群传播的风险。由于自然条件限制，在远离城市的地区，群众基本喝不到经过严格处理的自来水，不良的日常生活习惯增加了当地群众感染棘球蚴的风险。加强宣传教育，提高全民防范意识，养成良好的卫生习惯，防止棘球蚴病向人群扩散，才能从根源上杜绝疾病的发生。

（作者：索 央 审校：旦增念扎）

左上后牙自发疼痛2个月

患者，女性，35岁，藏族，牧民。

病历摘要

【主诉】

左上后牙自发疼痛2个月。

【现病史】

左上后牙自发疼痛2个月，逐渐加重就诊于我科。

【既往史及家族史】

20年前因右侧颌面部脓肿于外院行切开引流，之后出现张口受限、面部畸形，未予以治疗。

【体格检查】

左右两侧面部不对称，左侧下颌发育不良，右侧颌下区可见瘢痕挛缩，局部皮肤轻度发红，皮温同周围组织，挤压未见明显渗出；张口完全受限，上下颌牙列拥挤，咬合紊乱，口内多颗龋齿、残根、残冠，因患者张口完全受限，无法详细检查（图23-6、图23-7）。

【辅助检查】

1. 曲面体层片（图23-8）　关节影响模糊，局部骨质融合，形成致密团块影。

2. 颞下颌关节CT（图23-9）　图23-9A为右侧关节片，可从图中看出关节正常解剖形态消失，关节位于关节窝外，髁突、喙突、颧骨融合，局部骨质边缘毛糙模糊。图23-9B为左侧关节片，关节位于关节窝内，且髁突、关节窝和关节间隙的影像较为清楚。

【诊断】

右侧颞下颌关节强直

面部不对称畸形

　　小颌畸形

　　错颌畸形

多牙牙体缺损

牙列缺损

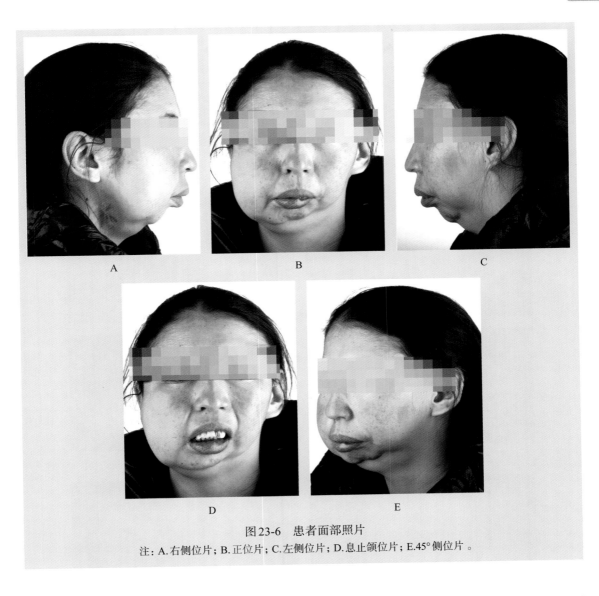

图23-6 患者面部照片

注：A.右侧位片；B.正位片；C.左侧位片；D.息止颌位片；E.45°侧位片。

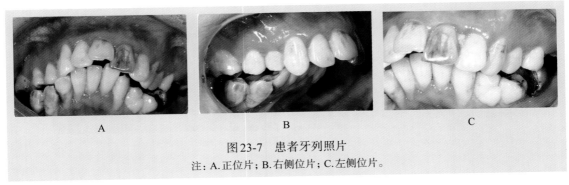

图23-7 患者牙列照片

注：A.正位片；B.右侧位片；C.左侧位片。

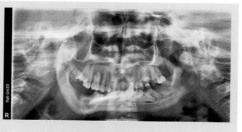

图23-8 曲面体层片

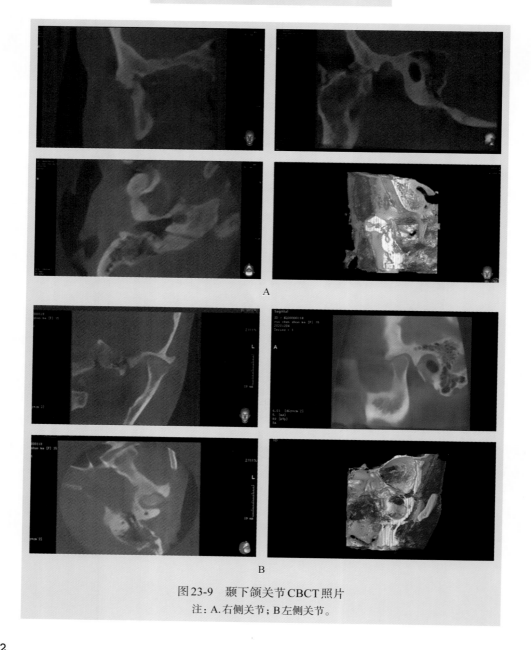

图23-9 颞下颌关节CBCT照片

注：A.右侧关节；B左侧关节。

【治疗及随访】

由于患者病情复杂，北京大学口腔医院多学科专家对该病例进行了远程会诊，考虑到患者重度张口受限20年且伴有面部畸形，影像学检查示右侧颞下颌关节在关节窝外、髁突、喙突、颧骨融合，认为右侧颞下颌关节强直，从而导致发育畸形、错颌畸形、面部畸形等。治疗方面需分步骤进行，首先需解决关节强直的问题，改善张口，如果希望面部畸形得到改善，需行二期颌骨手术。但在进行手术治疗前需了解患者有无睡眠呼吸暂停综合征，应做睡眠呼吸监测，评估呼吸紊乱指数，以便手术顺利进行，待张口改善后至少需1年后再评估患者的牙周情况，并行相应的牙周治疗、牙体治疗、修复治疗及正畸治疗。整个治疗需要经过若干次手术，是一个比较复杂、漫长的过程。患者的最终治疗方案需根据患者的需求、经济状况等情况进行完善。

由于我院口腔科不具备完成高难度手术的条件，且缺乏多学科联合治疗团队，患者前往北京大学口腔医院治疗。张益教授对患者进行了成功的手术治疗，术中精确切除颞下颌关节强直骨球，在重建髁突的同时延长了右侧下颌骨升支，结合正颌手术同期矫正颌骨畸形、扩大气道，改善了患者的面型及睡眠呼吸问题，避免了二次手术，缩短了治疗程序，术后患者愈合良好，张口功能有明显的改善。

讨　　论

颞下颌关节强直是指由于疾病、损伤或外科手术等导致的关节固定，运动丧失，由于一侧或两侧关节内发生病变，最后造成关节内的纤维性或骨性粘连，是口腔临床常见的疾病，常由下颌骨髁突外伤或者其他全身或局部的感染、自身免疫性疾病等因素引起。若不能早期发现并加以干预治疗易引发很多临床难题。青春发育期前发生颞下颌关节强直会导致错颌畸形、张口受限、进食困难、发音异常、气道狭窄、自卑心理、手术易复发等并发症，以及因全身麻醉困难而无法接受手术等临床难题。目前颞下颌关节强直的治疗手段十分繁杂，治疗手段的选择与患者发生关节强直的病因以及其所引发的临床并发症密切相关。

（作者：白玛德吉　审校：陈　立）

24 皮肤科

双侧腋下、腹股沟红斑伴瘙痒2天

患者，男性，38岁，藏族。

病历摘要

【主诉】

双侧腋下、腹股沟红斑伴瘙痒2天。

【现病史】

患者于2天前出现双侧腋下、腹股沟红斑伴瘙痒症状，自诉2天前打碎温度计后液态汞流出，简单清扫，未予以特殊处理，继续住在污染房内，2天后双侧腋下及腹股沟处起红斑伴瘙痒后皮疹逐渐增多。患者自发病以来神志清，精神、饮食可，睡眠欠佳，二便正常。

【既往史及家族史】

既往体健，无高血压、糖尿病、过敏史等。否认肝炎、结核等传染病史。家中无类似疾病患者。

【体格检查】

一般情况好，各系统检查均未发现异常。皮肤科专科检查：双侧腋下、双侧躯干、双侧腹股沟处可见鲜红色麻疹样红斑，边界清楚，期间可见少量抓痕，结膜及口唇黏膜无糜烂及溃疡（图24-1）。

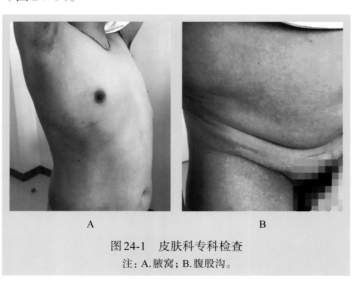

图24-1　皮肤科专科检查
注：A.腋窝；B.腹股沟。

【辅助检查】

1．血常规　WBC $11.5 \times 10^9/L$，NEUT% 82.2%，NEUT $11.31 \times 10^9/L$。

2．炎症指标　CRP 63.1mg/L，ESR 47mm/h。

【诊断】

狒狒综合征

【治疗及随访】

给予口服复方甘草酸苷片、依巴斯汀片、盐酸左西替利嗪片，外用丁酸氢化可的松软膏治疗。1周后病情逐渐好转，干燥脱屑，局部留有色素沉着，瘙痒明显缓解。

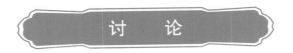

讨　论

狒狒综合征是系统性接触性皮炎的一种，属于Ⅳ型变态反应。多有明确的接触史，诱因多为汞、镍及各种药物。目前国内外共报道 100 余例，儿童居多，国内文献报道7例，其中5例为接触破碎温度计，1例为接触氧化亚汞，另有1例口服中药后发病。

本病由 Andersen 等于1984年根据皮疹分布特点首次定义并报告。常因接触某种过敏原后突然发病。可在数小时至2天内发生，皮疹一般在3～5天达高峰，随后在2～3周内脱屑消退。皮疹特点为分布于腋窝、腹股沟、腘窝、会阴等皮肤褶皱摩擦部位的水肿性红斑，颜色呈鲜红色，边界清楚，因外观似狒狒的红臀而得名。诊断主要依据典型临床表现和病史。患者腹股沟及生殖器周围外阴区域可见典型边界清楚的"V"形红斑，同时伴有腋窝、腘窝等屈侧部位受累。

BS 需要与其他好发于身体屈侧部位的疾病鉴别，如间擦疹、反转型银屑病、Hailey-Hailey病及真菌感染等。通过仔细询问患者可疑接触史、根据典型的屈侧及会阴部位受累的皮疹分布特点、皮疹形态等，可将该病与上述其他诊断进行鉴别。狒狒综合征组织病理无特异性，早期病变除海绵状水肿外，还伴有坏死和白细胞浸润，真皮血管周围淋巴细胞、红细胞和中性粒细胞浸润。

该患者病史短，临床症状典型，及时治疗后症状迅速缓解，未出现水疱、脓疱、大片脱皮。故面对该病需要仔细询问病史，综合分析，及时给予准确的诊断和治疗。

（作者：白　央　审校：张　韡）

全身多处环状红斑、丘疹3个月

患者，女性，21岁，藏族。

病 历 摘 要

【主诉】

全身多处环状红斑、丘疹3个月。

【现病史】

患者3个月前无明显诱因全身多处出现红斑、丘疹，部分呈环状，伴有明显瘙痒及压痛。就诊于多家医院，给予抗感染、外用糖皮质激素软膏等治疗（具体不详），效果欠佳，皮损逐渐加重。

【既往史及家族史】

无特殊。

【体格检查】

颈部、躯干、四肢散发较为密集的米粒至黄豆大小红斑、丘疹，部分呈靶心样损害（图24-2），有压痛，无糜烂、渗出，掌趾部无皮损。

【辅助检查】

1. 血常规　未见明显异常。

2. 血生化检查　UA 463μmol/L。

3. ESR　49mm/h。

4. 甲状腺功能　未见明显异常。

5. 免疫全套　IgG 29.24g/L；抗体谱：ANA阳性，ANA核型1效价1∶100，余未见异常。

6. 感染指标　单纯疱疹病毒IgM阴性，IgG阳性。HIV抗原（－），抗-TP（＋），TRUST 1∶64，TPPA阳性。

7. 皮肤活检病理　界面皮炎及血管周围炎（图24-3A）。融合性角化不全，表皮内炎症细胞外渗图24-3B。

8. 免疫组化　TP（－），MPO（局灶阳性），CD20（部分阳性），CD3（部分阳性），CD8（部分阳性），CD79a（部分阳性）。

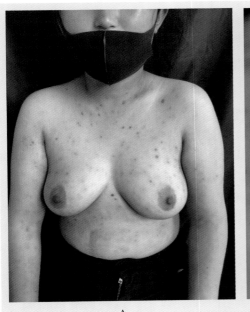
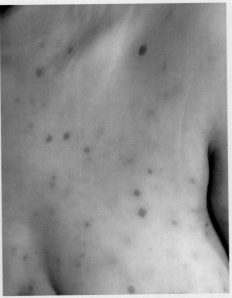

图 24-2　患者体格检查

注：A.治疗前患者颈部、躯干、四肢散发较为密集的米粒至黄豆大小红斑、丘疹；B.部分呈铜红色圆形或靶心样损害。

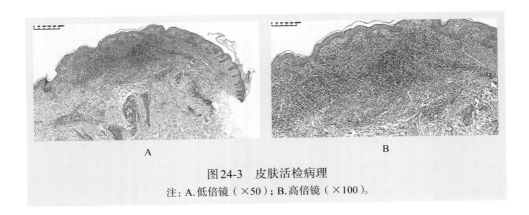

图 24-3　皮肤活检病理

注：A.低倍镜（×50）；B.高倍镜（×100）。

【诊断】

二期梅毒

【治疗及随访】

予以苄星青霉素240万U分两侧臀部肌内注射每周1次，连续3周，口服复方甘草酸苷片，驱梅治疗3次后皮损基本消退，TRUST效价下降，随访半年未出现新发皮损。

讨 论

　　梅毒是由苍白螺旋体感染引起的一种性传播疾病，可引起皮肤和内脏多器官的损伤。近年来，梅毒在我国发病率呈现出明显上升趋势，平均每年增长率13.37%。梅毒的临床表现多种多样，其中二期梅毒临床表现更是千变万化。二期梅毒表现有斑丘疹、丘疹、丘疹鳞屑性损害、毛囊疹、脓疱疹、溃疡疹、砺壳疹等，这些损害可以单独或合并出现。该病例以颈部、躯干多个环状红斑伴瘙痒疼痛为表现，多次就诊予以激素软膏等治疗皮损未见好转，经驱梅治疗后皮损较快消退，且梅毒相关血清试验阳性，因此，诊断为二期梅毒。

　　该病例容易误诊的原因可能有以下几个方面：①患者隐瞒不洁性接触史，病史提供不全；②多次外用激素软膏制剂，使皮损难以辨认；③临床医生对"模仿大师"二期梅毒皮疹了解不够；④组织病理未见特异性浆细胞改变。该病例提示临床医生要提高警惕，充分认识梅毒疹的多样性，若遇到特殊皮损，应仔细询问病史并做梅毒血清学检查，以防误诊。

（作者：德吉央宗　索朗曲宗）

四肢紫癜、水疱20天

患者，女性，39岁，藏族，牧民。

病历摘要

【主诉】

四肢紫癜、水疱20天。

【现病史】

患者20天前无明显诱因出现四肢紫癜、水疱，表现为左下肢皮疹，初为针尖至硬币大小红色瘀点、瘀斑，皮疹逐渐增多、范围扩大并融合成片，局部可见水疱，伴部分破溃结痂，外用藏药无改善。双前臂及右小腿逐渐出现类似皮疹。无发热，否认蚊虫叮咬史及牲畜密切接触史，否认间歇性跛行，否认吸烟史。外院四肢动静脉超声未见异常。予氯雷他定、葡萄糖酸钙抗过敏无改善。

【既往史及家族史】

既往高血压及乙肝小三阳（HBsAg、抗HBe、抗HBc均阳性）病史，口服缬沙坦。

【体格检查】

双小腿及双前臂可见散在紫癜样皮疹，融合成片，部分可见水疱（图24-4），无脱屑，压痛不明显。外周关节无肿胀及压痛。余未见明显异常。

【辅助检查】

1. 血常规　正常范围。

2. 尿常规　潜血（＋），蛋白（＋）（因生理期未留24小时尿蛋白定量及尿红细胞位相）。

3. 凝血功能、肝肾功能、肿瘤标志物　正常。

4. 感染指标　TB、EBV、CMV筛查均阴性。

5. 免疫检查　抗核抗体斑点型1∶100（临界），抗核抗体谱、抗磷脂抗体及抗中性粒细胞胞质抗体均阴性；CRP 10.46g/L；IgG 17.81g/L，IgA 6.73g/L，免疫球蛋白固定电泳阴性，未见M蛋白。

6. 胸部CT及腹部超声　未见异常。

7. 皮肤活检病理（图24-5）　白细胞破碎性血管炎。

8. 肾穿刺活检病理（图24-6）　肾小球系膜细胞及内皮细胞轻度弥漫增生；其中

1个细胞性新月体伴节段性纤维素样坏死，2个细胞性、4个小细胞性新月体形成。免疫荧光：IgA（＋＋＋），IgG（－），免疫球蛋白M（IgM）（＋＋），补体C1q（－），补体C3（＋＋＋），乙型肝炎表面抗原（HBsAg）（－），沿系膜区呈团块样沉积。

9. 电镜表现 可见肾小球系膜细胞和内皮细胞增生，系膜区、节段性内皮下和上皮下电子致密物沉积。

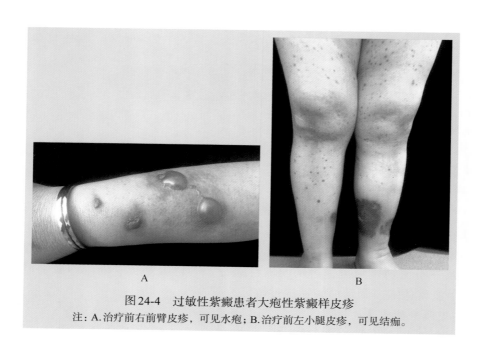

图24-4 过敏性紫癜患者大疱性紫癜样皮疹
注：A.治疗前右前臂皮疹，可见水疱；B.治疗前左小腿皮疹，可见结痂。

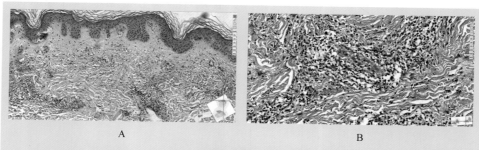

图24-5 过敏性紫癜患者前臂及小腿皮肤病理检查结果
注：A.前臂皮肤及皮下组织血管炎改变，小血管周围较多的炎细胞浸润及核尘（HE×40）；
B.典型血管炎改变，血管壁纤维素样变性，周围较多中性粒细胞为主炎症细胞聚集及核尘
（HE×100）。

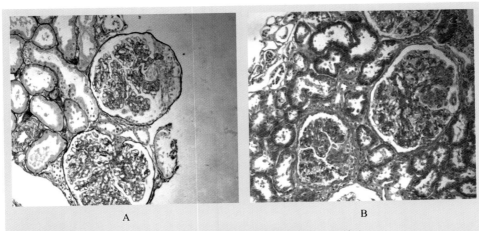

图24-6　过敏性紫癜患者肾穿刺活检病理检查

注：A. HE染色＋PSAM染色×400；B.（Masson染色×400）小球系膜细胞及内皮细胞轻度弥漫增生，节段性插入，系膜区嗜复红蛋白沉积，伴少数白细胞浸润及核碎形，肾小管上皮细胞空泡及颗粒变性，灶状萎缩，肾间质灶状淋巴细胞及单核细胞浸润伴纤维化，小动脉管壁增厚。

【诊断】

过敏性紫癜

紫癜性肾炎

【治疗及随访】

患者肾脏病变严重且病情活动，遂予甲泼尼龙500mg/d静脉输液3天，80mg/d静脉输液序贯10天后改为60mg/d维持，并予环磷酰胺0.6g静脉输液1次，同时加用恩替卡韦避免暴发性肝炎。治疗20天后复查24小时尿蛋白定量0.5g，皮疹基本消退。随访半年，患者肾功能正常，24小时尿蛋白定量0.2g，关节疼痛较前有明显缓解。

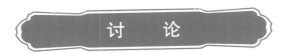

讨　　论

HSP是伴有IgA免疫复合物沉积引起的白细胞破碎性小血管炎，HSPN是HSP最严重的并发症之一，在成人少见，但约30%的成人HSPN最终进展为慢性肾衰竭，是治疗和预后的重要观察指标。有关成人HSPN的病理、预后危险因素，国内外研究都较少。HSP皮肤损害也可表现为瘀斑、水疱，甚至因血管炎而导致局部缺血、坏死和结痂，在急性期也可伴明显水肿。该例患者四肢初发可触及性紫癜，之后皮损表现为水疱、坏死和结痂，提示皮肤血管炎病情活动，大剂量糖皮质激素治疗后皮疹才明显改善，也印证了皮肤血管炎病情活动。部分HSP患者肾脏受累可表现为迟发，因此，不论治疗后皮肤病变是否好转痊愈，治疗期间及随诊过程中对于肾脏受累的评估尤其重要。

HSPN患者IgA除了在系膜区沉积外，还常沉积在毛细血管袢，其内皮增生更明显，提示HSPN是一种急性病。该例患者的皮疹在积极治疗并稳定好转的情况下，仍有大量病理性蛋白尿，肾脏病变严重且病情活动，若治疗不及时，很可能出现肾功能下降甚至发展成终末期肾病。对于HSPN患者，条件允许应积极肾活检，结合病理指导治疗，皮疹的好转不一定代表肾脏病变亦随之好转。HSPN目前尚无统一的治疗方案。一般在有严重全身表现和肾脏受累时使用糖皮质激素。对于轻症HSPN，单用糖皮质激素或与细胞毒药物联合的治疗方案已得到广泛认可。

（作者：慈仁央吉　审校：扎　珍）

25 病理科

成人过敏性紫癜

患者，男性，47岁。

病历摘要

以"腹痛、便血1月余，加重6天"主诉入院。既往无过敏史及免疫功能紊乱病史。该病例患者消化道症状明显，有活动性出血，临床给予对症保守治疗。在治疗阶段，患者腹痛加重，复查腹部CT提示消化道穿孔，急诊行剖腹探查手术。病理大体特征：小肠部分区域暗红色，可见多处破裂口，直径2.0～3.5cm，破口周围暗红发黑（图25-1）。肠黏膜水肿，破口处肠粘膜可见溃疡。显微镜下可见小肠黏膜层及浆膜下见多量急性及慢性炎细胞浸润，部分小-中等口径的血管壁可见纤维蛋白样变性、坏死，部分管壁可见淋巴细胞浸润，部分血管腔内可见血栓并机化（图25-2）。免疫荧光染色结果显示肠壁部分血管壁IgA沉积（图25-3）。最终病理诊断为过敏性紫癜（IgA血管炎）。据此临床加用糖皮质激素治疗。该病例病情复杂，但最终明确了过敏性紫癜的诊断并给予了正确的治疗，患者治愈出院。

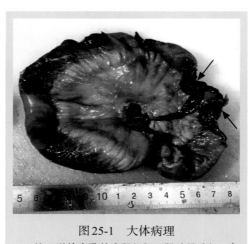

图25-1　大体病理

注：送检穿孔的小肠组织，肠壁呈暗红、灰黑色，可见多处破裂口（箭头示）。

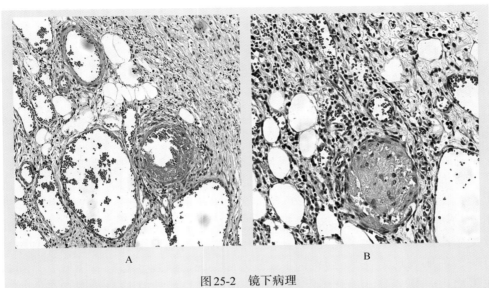

图 25-2　镜下病理

注：A.小血管壁可见纤维素蛋白样变性、坏死伴管壁淋巴细胞浸润（HE染色×200）；B.小血管管腔内可见血栓并机化（HE染色×200）。

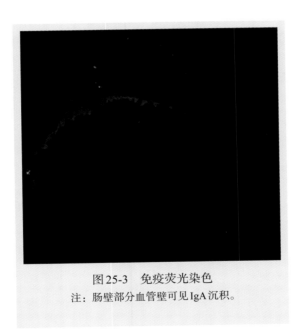

图 25-3　免疫荧光染色

注：肠壁部分血管壁可见IgA沉积。

讨　论

　　过敏性紫癜（Henoch-Schönlein purpura，HSP），又称IgA血管炎，是儿童最常见的系统性血管炎。该病是由免疫沉积物介导的小血管炎，免疫沉积物主要是IgA，少量为IgG和IgM。过敏性紫癜常侵犯皮肤、胃肠壁、肾小球及其他器官的小血管壁，造成血管通透性及脆性增高，导致皮下组织、黏膜及内脏器官出血。90%的过敏性紫癜病例发生于儿童，多为自限性过程，少数病例发生于成人，症状往往较重。根据过敏性紫癜累及的器官不同，可分为皮肤型、肾型、腹型、关节型、混合型。文献报道小肠是过敏性紫癜最常累及的消化道部位，尤其是十二指肠降部和回肠。过敏性紫癜累及消化道时，临床表现往往缺乏特异性，症状常表现为腹痛、恶心、呕吐，严重时可并发消化道出血、肠套叠、消化道穿孔和肠梗阻，常见的腹痛部位为脐周及上腹部，可与多种急腹症表现类似，若无皮疹等其他线索，极易误诊，因此进行剖腹探查的病例亦不鲜见。实验室检查方面，过敏性紫癜患者血中白细胞和血小板计数可以增高，半数患者血IgA水平增高，对过敏性紫癜的诊断有提示意义。典型的过敏性紫癜病理显微镜下表现为小血管壁纤维素样坏死及管腔内血栓形成，重者有坏死性小动脉炎，伴出血及水肿。对于消化道受累的病例，电镜下可见IgA为主的免疫复合物沉积于小血管壁。免疫荧光染色观察血管壁有IgA沉积。过敏性紫癜需要与结节性多动脉炎、变应性血管炎、肉芽肿性血管炎等有动脉炎改变的疾病鉴别。累及消化道时，需要与急腹症、急性胃肠炎、消化性溃疡、出血坏死性小肠炎及肠系膜血管缺血性疾病鉴别，应选择不同的治疗方案，过敏性紫癜的治疗主要是应用糖皮质激素。

（作者：魏　倩）

肺高级别胎儿型腺癌伴头皮转移

患者，男性，21岁。

病历摘要

以"咳嗽咳痰，伴痰中带血，胸痛10天"主诉入院。2个月前头部出现皮疹，呈渐进性增大，伴化脓及流血。无吸烟史。胸部CT：右肺上叶实性包块影，右肺上叶支气管截断并累及主支气管，病灶包绕右侧肺门及右侧主肺动脉，考虑为肺恶性占位病变；超声支气管镜检查：右肺主支气管可见新生物完全堵塞开口，支气管镜不能通过，白色坏死附着，血供丰富。头皮病灶局部切除标本及肺占位穿刺标本的病理表现：肿物切面灰粉、实性、质中-软，部分区域灰红、灰黄，可见出血、坏死（图25-4）；低倍镜下肿瘤组织伴大片坏死（图25-5A，HE染色×100）；中-高倍镜下肿瘤组织呈复杂腺腔样排列，可见类似胚胎肺小管样结构，部分区域呈筛状及实性样结构，未见桑葚体（图25-5B，HE染色×200），细胞核异型性明显（图25-5C，HE染色×400）。图25-6免疫组化特征：β-catenin染色呈肿瘤细胞胞膜着色（图25-5D，HE染色×200）；TTF-1染色呈肿瘤细胞核着色（图25-5E，HE染色×200）。综上所述，最终病理诊断：肺高级别胎儿型腺癌伴头皮转移。

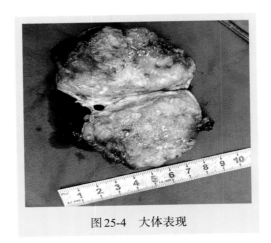

图25-4　大体表现

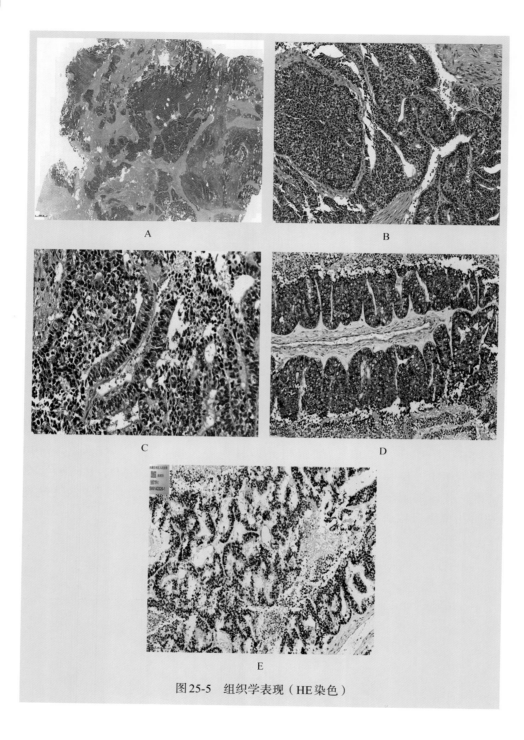

图 25-5　组织学表现（HE 染色）

讨　论

肺胎儿型腺癌（fetal lung adenocarcinoma，FLAC）是一种肿瘤组织排列及细胞形态类似胎儿肺的腺癌，属于临床上罕见的肺部肿瘤，约占肺癌的0.1%。2011年国际肺癌研究协会、美国胸科协会和欧洲呼吸学会（IASLC /ATS /ERS）将发生于肺的胎儿型腺癌作为独立的腺癌亚型并命名为肺低级别胎儿型腺癌（fetal lung adenocarcinoma-low grade，FLAC-L）和肺高级别胎儿型腺癌（fetal lung adenocarcinoma-high grade，FLAC-H）。肺低级别胎儿型腺癌：好发于30～40岁的女性，80%具有吸烟史；肺高级别胎儿型腺癌：多发生于60～70岁的男性，大多数患者有吸烟史；临床表现无特异性，症状与支气管刺激有关：通常以胸痛为主要症状，也可有咳嗽、咯血、呼吸困难、咳痰和发热等症状。

低级别胎儿型肺腺癌，为分支状腺管结构并被覆假复层柱状上皮，肿瘤细胞呈柱状，细胞核小、相对均匀一致，核可有轻度异型，细胞胞质透亮，富于糖原，可见核下或核上空泡，类似于分泌期子宫内膜腺体，腺管基底部或管腔内常可见特征性桑葚小体（morule）。免疫组化：β-catenin细胞核和细胞质内异常过表达。90%以上FLAC-L伴神经内分泌分化（表达Syn、CgA）。肺高级别胎儿型腺癌，细胞核异型性明显，可见坏死，缺少特征性桑葚样结构。免疫组化染色特点：β-catenin多表达在胞膜而不在细胞核，约50%可伴神经内分泌分化，Syn、CgA、CD56阳性率30%～60%。肺低级别胎儿型腺癌预后相对较好，不易出现淋巴结或者远处转移，首选治疗方法为根治性肺叶切除术，对于无法手术的肿瘤或不完全切除的患者，可以联合化疗和放疗，据文献报道其5年生存率可达70%～80%；肺高级别胎儿型腺癌，恶性程度较肺低级别胎儿型肺腺癌高，确诊时常已出现区域淋巴结或远处转移，采用手术、化疗、放疗相结合的综合治疗，其远期疗效亦较好。

（作者：尼玛卓玛　游　燕　程　渊）

26 检验科

血液系统布氏杆菌病

患者，男性，22岁，藏族，牧民。

病历摘要

患者于入院1月余前无明显诱因出现乏力，伴凌晨发汗，自觉发热，无咳嗽、咳痰、食欲减退等不适，伴腹部刺痛，放射至腰背部，与活动无关，持续10余分钟自行缓解，无恶心、呕吐、皮肤及巩膜黄染、皮肤瘙痒、反酸、烧心、尿频、尿急等不适，就诊其他医院，完善相关检查诊断为"乙肝"，给予口服藏药治疗（具体不详）7天，症状未见明显好转。遂于我院门诊就诊，完善相关检查示：GPT 245U/L，GOT 157U/L，以"转氨酶增高原因待查"收入院。住院期间血培养报阳：两次需氧瓶培养50小时均报阳（图26-1），革兰阴性杆菌，培养后鉴定结果为马耳他布氏杆菌（图26-2）。询问患者病史发现有羊群接触史，故患者布氏杆菌病的诊断明确，也是我区首例从血培养中分离出布氏杆菌的病例。

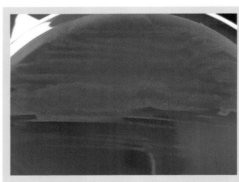 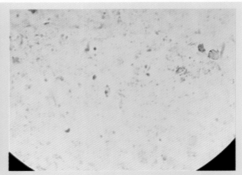

图26-1　37℃ 5%CO$_2$培养箱中培养24～72小时血平板菌落形态。细沙样，白色菌落

图26-2　革兰阴性球杆菌，形态细小（革兰染色×100）

讨 论

　　布氏杆菌病是世界上最常见的人畜共患性传染病之一。内蒙古、东北、西北及青藏高原等牧区是我国布氏杆菌病的主要流行区域。它是胞内寄生病原菌，病原菌可多次进入血液循环而导致复发，呈波状热型。布氏杆菌可通过呼吸道黏膜、结膜、胃肠道和破损的皮肤等进入宿主。布氏杆菌病的临床症状多种多样，如发热和败血症，甚至多器官受累。有研究表明布氏杆菌感染可引起不同程度的肝功能损伤，生化指标上ALT、AST 多不超过正常值上限3倍，偶有重度肝损伤患者，但肝损伤患者全身炎症反应较轻，经过短期抗布氏杆菌治疗后肝功能损伤多数可恢复正常，但合并病毒性肝炎时往往肝损伤更重。在临床中较难同与该病有类似症状的其他疾病相鉴别，对诊断造成较大的干扰。

（作者：边　珍　审校：刘治娟）

红细胞多凝集引起疑难交叉配血

患儿，男性，1月龄28天。

病 历 摘 要

患儿于入院前13天无明显诱因出现发热，热峰40℃，伴有抽搐，表现为双眼上翻，口周青紫，四肢强直、抖动，持续约10分钟可自行缓解，缓解后疲劳入睡，3～4次/天，无腹泻、腹胀，无恶心、呕吐，我院门诊以"颅内感染？"收入院。病程中患儿神志清，精神欠佳，食纳差，睡眠可。入院时血常规检查结果为 WBC 2.84×10^9/L，Hb 80g/L，Hct 24.5%，住院期间患儿 Hb 下降至 68g/L，临床予以输血申请。输血科检查：血型复核为 B 型 Rh 阳性（图26-3）；交叉配血为主侧相合，次侧凝集（图26-4）；患儿直接抗人球蛋白（IgG＋C3d）试验为阴性，自身对照为阴性（图26-5）；献血源不规则抗体筛查为阴性；患儿红细胞与10个同血型抗体筛查阴性的献血源次侧交叉配血为阳性（图26-6）；患儿红细胞与5个抗体筛查阴性的 AB 型血浆次侧交叉配血为阳性（图26-7）。该例中患儿红细胞在未致敏的情况下，与 ABO 同型的健康献血者血清及 AB 型健康献血者的血清均发生凝集。由于疾病等原因（如感染等），使受血者红细胞膜上的隐蔽抗原暴露，而健康个体血浆中存在针对隐蔽抗原的抗体，导致其与大多数健康个体血浆发生凝集反应。该例患儿和献血源血型一致，患儿直接抗人球蛋白试验阴性，与献血源交叉配血主侧相合，次侧凝集，患儿与多个同血型和 AB 型血源均发生次侧凝集，分析上述配血结果再结合患儿临床诊断考虑微生物性红细胞多凝集现象导致交叉配血不相合。

由于我区尚未开展制备洗涤红细胞技术，考虑到患儿输血指征明确，且悬浮红细胞是采用特定的方法将采集到多联血袋内的全血中的大部分血浆分离出后制备的成分血，血浆含量较少，相关风险可控，认为此时输注悬浮红细胞获益大于风险。因此，对患儿家属交代病情及输血风险后，在密切监测可能发生的相关输血不良反应的条件下，为使患儿得到及时治疗，可选择输注悬浮红细胞或去白细胞悬浮红细胞。与临床医生和护士沟通相关情况，嘱其控制输注速度，密切监测输血相关不良反应，向患儿家属交代病情及输血风险，患儿家属表示知情同意，向医务处报高风险输血，予患儿输注 B 型 Rh 阳性的悬浮红细胞0.25U。输血过程顺利，无输血不良反应，患儿血红蛋白量从 68g/L 升至 104g/L，输血疗效佳。

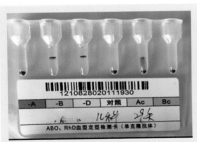

图26-3　血型鉴定卡复核血型

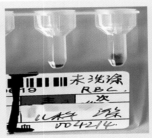

图26-4　抗人球蛋白交叉配血

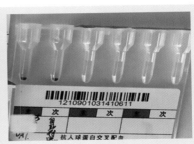

图26-5　患儿直接抗人球蛋白试验与自身对照试验

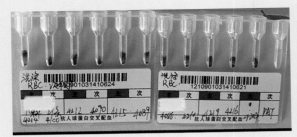

图26-6　患儿与10个同血型抗体筛查阴性的献血源次侧交叉配血

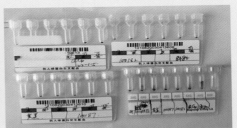

图26-7　患儿红细胞与5个抗体筛查阴性的AB型血浆次侧交叉配血

讨　论

　　红细胞多凝集是指红细胞膜发生异常后，红细胞除与自身血清、新生儿血清不发生凝集外，可与几乎所有成年人的血清发生凝集反应，在血型鉴定和交叉配血试验中常引起正反定型不符和次侧凝集的现象。对于产生红细胞多凝集的患者在临床输血中若输入含相应抗体的血制品时可发生溶血性输血反应，因此在输血前交叉配血时一定要高度重视次侧配血，避免漏检多凝集红细胞，为避免溶血性输血反应的发生，应选择交叉配血主侧相合的献血红细胞进行洗涤后输注。

（作者：拉巴卓嘎　刘治娟）

27　超声医学科

发现盆腔肿块1年余

患者，女性，51岁，牧民。

病 历 摘 要

以"发现盆腔肿块1年余"主诉入院。妇科超声：盆腔内可探及巨大囊性回声，大小约12.9cm×8.6cm×8.8cm，壁厚，其内可探及多个分隔，CDFI：未探及明显血流信号（图27-1），临床诊断：盆腔内巨大囊性占位，壁厚，可见分隔，倾向包虫。病理大体特征：符合细粒棘球蚴病。最终诊断：盆腔包虫病。

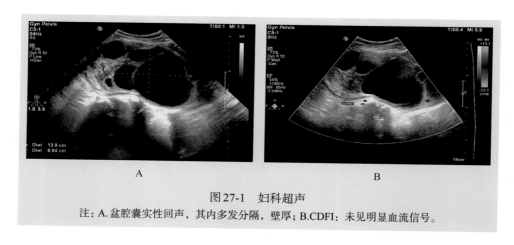

图27-1　妇科超声

注：A.盆腔囊实性回声，其内多发分隔，壁厚；B.CDFI：未见明显血流信号。

讨　　论

包虫病又称棘球蚴病，是人感染棘球绦虫的幼虫（棘球蚴）所致的慢性寄生虫病，是畜牧地区常见的人畜共患的地方性、流行性病病。在人畜间形成的感染有两种类型，一种是由细粒棘球绦虫的虫卵感染所致的单房型棘球蚴病（简称棘球蚴病）或包虫囊肿（统称包虫病）；另一种是由多房型棘球绦虫或多房泡球绦虫的虫卵感染引起的多房型棘球蚴病，简称泡球蚴病，统称泡型包虫病。两种包虫病在形态学、流行病学、病理、临床过程、预后以及临床处理方法上截然不同。不同类型包虫囊肿生物学特性与病理意义不同，对人体危害性亦不同，术后仍可出现原位复发、并发破裂或手术播散移植。

在临床上需要与卵巢滤泡囊肿、卵巢巧克力囊肿和卵巢囊腺瘤进行鉴别。主要鉴别点如下：①卵巢滤泡囊肿囊壁薄边缘清晰光滑，大体形态与单发型包虫囊肿相似，经随访观察1～2个月，卵巢滤泡囊肿常缩小或消失，而单发型包虫囊壁为明亮增厚的边壁回声，用探头震动囊肿后方可见沉积的"包囊沙"浮动，此为盆腔包虫囊肿的特异性诊断根据；②卵巢巧克力囊肿声像图形态多种多样，以无回声多见，其内可见细点状微弱回声，与包虫囊液内"囊沙"相似，但巧克力囊肿有时形态不规则，并显示模糊、黏连不清的边界回声，结合临床有痛经史不难鉴别；③卵巢囊腺瘤与子囊型包虫囊肿合并感染声像图表现类似，但卵巢囊腺瘤内不形成球形或多个大小不等环形中强回声，其囊内显示不规则的分隔带，如发现囊壁有突入囊内实性乳头状回声，可排除盆腔包虫囊肿。

女性盆腔包虫病是一种较少发生的人畜共患病，但是在西藏自治区的农牧区，尤其是牧区已不属罕见。近几年临床实践来看，在牧区妇女中女性盆腔包虫病患者数量有上升的趋势，其主要原因是农牧民预防意识淡薄，一些地区妇女群众的生活习惯尚需改变，卫生环境有待改善。应加强此方面宣传力度，改善牧区卫生环境，才能有效控制该病在女性人群中的发病。超声作为筛查包虫病首选的辅助手段，我们需不断总结经验，提高诊断水平，尽早筛查出包虫病，尽早给予治疗，保障农牧区群众身心健康。

（作者：李　丹　审校：尼玛玉珍）

先天性肾上腺皮质增生

患儿，就诊性别男性，20天。

病历摘要

因"发热伴呕吐9天"入院。外院诊治提示电解质紊乱。入院体格检查：外阴异常，外生殖器模糊，似可见双侧大阴唇结构，其间可见结节状突起，尿道位于突起下方，会阴区未触及睾丸结构。超声检查显示：患儿双侧肾上腺对称性增大，右侧长径13mm，前后径7mm；左侧长径12.5mm，前后径7mm（图27-2）；双侧肾上腺形态不规则，表面凹凸不平，皮髓质分界清晰，未发现明确包块及结节；CDFI：双侧肾上腺血流信号增多。膀胱后方可探及大小约3.3cm×0.7cm的肌性回声（图27-3），其内可探及线样中高回声；CDFI示其内可探及少许血流信号。双侧卵巢结构显示不清。会阴区、双侧腹股沟区及腹腔内扫查未见明确睾丸组织回声及异常回声肿块。超声诊断：双侧肾上腺增大；膀胱后方肌性回声，考虑子宫可能。查血激素水平显示：睾酮增高，17-羟孕酮增高；染色体检查示：DNA检测为*CYP21A2*基因杂合致病变异。结合临床及超声表现考虑先天性肾上腺皮质增生症伴外生殖器畸形，21-羟化酶缺乏可能性大。临床上予以纠正电解质紊乱，应用盐皮质激素及糖皮质激素后，患儿症状明显好转。

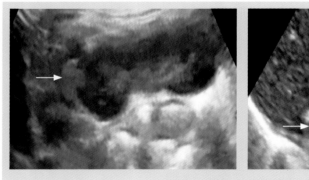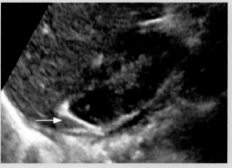

图27-2 左、右肾脏及肾上腺

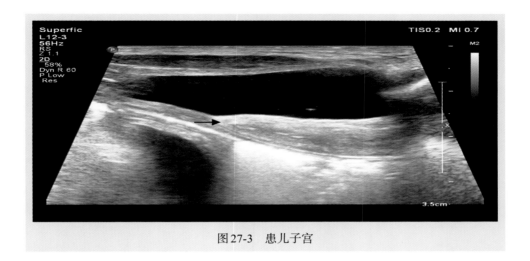

图27-3　患儿子宫

讨　论

先天性肾上腺皮质增生症（congenital adrenal hyperplasia，CAH）系一组因酶缺陷，引发合成肾上腺皮质醇绝对不足，垂体及下丘脑继发性分泌增多，致肾上腺皮质增生的疾病。该病为常染色体隐性遗传病，女性好发。多数患者缺乏21-羟化酶，而11β-羟化酶、17α-羟化酶、3β-类固醇脱氢酶缺陷等较罕见。依据相关临床表现，分为失盐型、单纯男性化型、非经典型3种。

当新生儿出现呕吐、腹泻伴电解质紊乱时，超声医师应注意扫查肾上腺。新生儿因皮下脂肪较薄，肾上腺位置相对较浅，超声探查易显示，可作为新生儿肾上腺检查的首选方法。CAH患儿肾上腺范围增大；形态失常，正常"人"字形或倒"Y"形结构消失；皮髓质分界存在，但紧密折叠排列形似脑回状。当超声检查观察到上述超声特征时，诊断CAH的特异性较高。同时，当患儿外生殖器模糊，表现为两性畸形时，超声检查可检查患儿内生殖器。CAH患儿由于卵巢存在，不产生米勒管抑制因子，因此子宫、输卵管、宫颈等米勒管衍生物仍存在。

（作者：高　琳）

28 放射科

阴茎异常勃起介入治疗

患者，男性，19岁，汉族，务工人员。

病历摘要

【主诉】
外伤后阴茎异常勃起40小时余。

【现病史】
患者入院前40小时，不慎滑倒，会阴部骑跨伤，伴轻微肿胀，会阴外伤后8小时左右，阴茎出现异常勃起，伴轻微疼痛，坐位时疼痛明显，无血尿，无尿急、尿频，不伴发热、寒战，无腹胀、腹痛。

【体格检查】
阴茎肿大勃起，硬度3级，阴茎根部伴青紫，阴囊部可见青紫淤血，双侧睾丸未见异常（图28-1A）。双肾区、双侧输尿管走形区及膀胱区压痛阴性，余未见明显异常。

【辅助检查】
1. 阴茎海绵体血气分析　SO_2 93%，PO_2 63mmHg，PCO_2 28mmHg。
2. 血常规　WBC 11.8×10^9/L，NEUT% 83.6%，NEUT 9.86×10^9/L。

【治疗及随访】
以Seldinger法穿刺右股动脉，经5F导管鞘先后以5F Cobra导管（Terumo）超选择插管行双侧髂内动脉造影（图28-1B），见右侧海绵体动脉末梢对比剂外渗，提示阴茎右侧海绵体内动脉−海绵体瘘（图28-1C）；以Progreat微导管（Terumo，2.7F）超选择至阴茎右侧海绵体动脉远端，给予微弹簧圈（Cook，2mm×3mm，2枚）进行栓塞；之后复查造影，未见对比剂外渗（图28-1D）。术后阴茎胀痛感消失，硬度及皮肤颜色恢复正常。定期随访，阴茎无异常勃起及功能障碍。

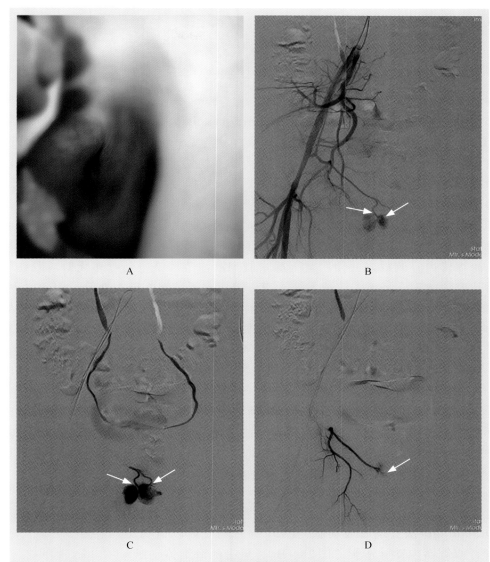

图 28-1 双侧髂内动脉造影

注：A.阴茎肿大勃起，硬度3级，阴茎根部伴青紫，阴囊部可见青紫淤血；B.治疗前右侧髂总动脉造影见阴部内动脉、右侧阴茎海绵体动脉增粗伴阴茎根部片状异常染色影（白色箭头）；C.超选择造影后见明确阴茎海绵体动脉−海绵体瘘形成（白色箭头）；D.介入栓塞治疗后阴茎海绵体动脉−海绵体瘘消失。

【诊断】

非缺血性阴茎异常勃起

阴茎动脉海绵体瘘

讨 论

　　非缺血性阴茎异常勃起（non-ischemic priapism），又称高流量阴茎异常勃起（high flow priapism，HFP）该病临床少见，最常见病因为会阴部、阴茎根部钝性创伤导致的阴部内动脉损伤。其机制为阴茎动脉损伤使动脉、海绵体窦形成异常血管通道，动脉灌流和静脉阻断功能的调节障碍，导致阴茎海绵体内血液高灌注和低流出。HFP 的 DSA 表现：髂内动脉造影可显示出患者双侧或单侧阴部内动脉远端阴茎动脉损伤，可表现为造影剂外溢，呈瘤样聚积，局部提示形成假性动脉瘤；或静脉早期显影，则提示有动静脉瘘。对于 HFP 的治疗，由于存在动脉损伤，保守治疗如冰袋局部加压包扎或海绵体内穿刺放血并使用肾上腺素制剂灌注或冲洗等治疗多无效。既往临床多采用阴茎内动脉（或海绵体动脉）结扎或直接切开阴茎结扎破裂血管，但手术创伤大，术后并发症多。HFP 是由阴部内动脉分支血管（阴茎动脉或海绵体动脉）损伤导致的假性动脉瘤及或动静脉瘘，更适合介入栓塞治疗。在栓塞剂方面，采用永久栓塞剂显影效果较好，可精确定位并栓塞动脉，但存在永久功能障碍的风险，尤其存在双侧病变时。明胶海绵或自体血凝块等短、中期栓塞剂可被吸收，动脉能在较短时间内恢复再通，有利于减少并发症，但显影较差，不易掌控，且术后易复发。该例为单侧损伤，治疗后发生勃起功能障碍的可能性较低；经综合评估后以永久栓塞剂弹簧圈进行栓塞，获得良好效果。对于 HFP，因存在勃起功能障碍风险，建议尽早采取介入栓塞治疗；选择栓塞剂时，应充分考虑术后勃起功能障碍的潜在风险。介入栓塞治疗 HFP 具有创伤小、效果好、恢复快等特点，目前为首选治疗方法。

（作者：罗　帅　雷彦明）

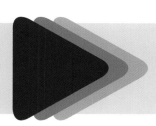

房间隔缺损合并肺动脉瘤

患者，男性，56岁，藏族。

病历摘要

以"咳嗽、咳痰伴胸痛1个月"为主诉入院。入院情况：HR 69次/分，律齐，BP 125/76mmHg，R 16次/分。双肺呼吸音粗，未闻及明显干湿啰音，主动脉瓣第二听诊区闻及可疑收缩期杂音。实验室检查未见明显异常。超声心动图：EF 72%，先天性心脏病，房间隔缺损，心房水平左向右分流，右心室肥大，主肺动脉增宽，肺动脉高压（44mmHg），三尖瓣反流，肺动脉瓣反流。胸部X线片示：肺动脉段明显突出。肺动脉CTA示：心影增大，主肺动脉增宽，考虑动脉瘤，房间隔缺损。临床诊断：房间隔缺损合并肺动脉瘤（图28-2）。

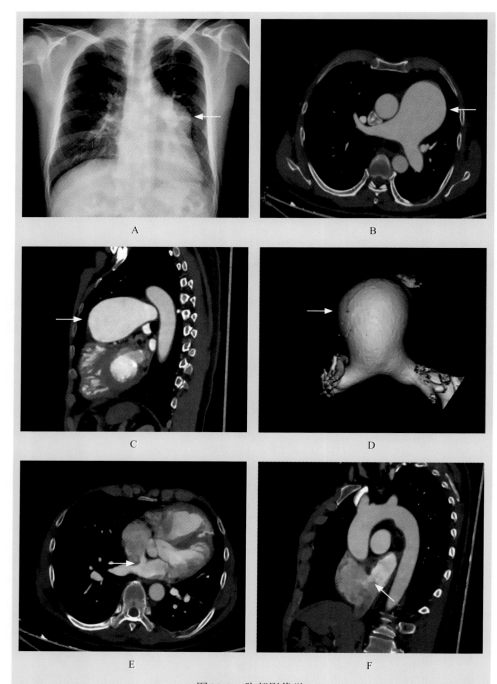

图28-2　胸部影像学

注：A.胸部X线片示肺动脉段明显突出（白色箭头）；B～D.肺动脉CTA示主肺动脉根部局部膨大，呈瘤样扩张（白色箭头）；E、F.肺静脉CTA示房间隔可见缺损影，并可见造影剂通过（白色箭头）。

讨 论

西藏地处高海拔地区，由于高寒缺氧，先天性心脏病的发病率高，而房间隔缺损是最常见的一种成人先天性心脏病，在各种先天性心脏病中发病率最高。高原地区由于缺氧、低气压等环境因素导致患者出现血流动力学变化，加上ASD左向右分流，故肺动脉高压（PAH）发生较早，程度重，形成肺动脉瘤（pulmonary artery aneurysm，PAA）的风险增加。PAA是多种原因导致的肺动脉血管壁的全层病理性扩张，累及主肺动脉和/或其分支。其病理改变主要表现为囊性中层变性和动脉粥样硬化，内膜弹力纤维和平滑肌破坏，纤维组织增生，动脉壁变薄、扩张形成假性动脉瘤。一般而言，PAA临床表现无特异性，常见症状包括呼吸困难、胸痛、声音嘶哑、心悸和晕厥发作等。PAA压迫支气管可导致发绀、咳嗽、呼吸困难加重、肺炎、发热和支气管炎等。PAA也可能出现咯血症状，预示动脉瘤可能即将发生破裂。夹层是PAA罕见但威胁生命的并发症。胸部X线检查可见肺门增大、肺部结节或肺部团块，也可见动脉瘤样肺动脉阶段或肺动脉扩张，增强CT能够确诊PAA，并提供动脉瘤尺寸、数目、位置和范围等有用信息。

房间隔缺损为临床上常见的先天性心脏畸形，是原始房间隔在胚胎发育过程中出现异常，致左、右心房之间遗留孔隙，在所有的先天性心脏病中占到7%～10%。随着多层螺旋CT及三维重建技术的发展，CT横断扫描避免了图像重叠，有利于观察心内解剖及心腔与大血管关系。

（作者：雷彦明 罗 帅）

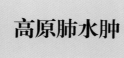

高原肺水肿

病例1：患者，男性，55岁，进藏1天，头痛、咳嗽、咳痰，痰中带血（图28-3）。

病例2：患者，男性，48岁，进藏36天，发热、咳嗽、咳痰，咳白色泡沫样痰，伴头痛、头晕（图28-4）。

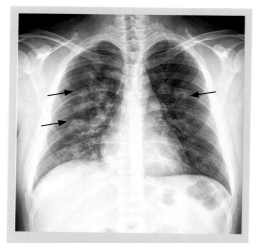

图28-3　病例1胸部X线片

注：胸部X线片示双肺中内带见多发斑片状高密度影（箭头所示），密度不均，边界不清晰，以右肺为著。

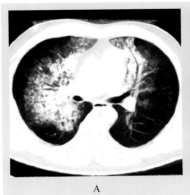
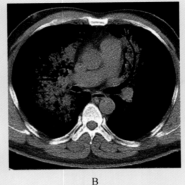
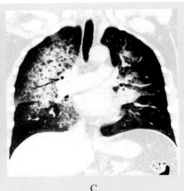

A B C

图28-4 病例2胸部CT平扫

注：A.肺窗；B.纵隔窗；C.肺窗冠状位重建，肺窗示双肺内见斑片状及大片状密度增高影，边界不清、密度不均，病灶周围密度不均，局部呈磨玻璃样密度，冠状位重建示病灶以双肺门周围分布为著，病灶内可见充气支气管影，右肺重于左肺，纵隔窗示病灶范围较肺窗小。

讨 论

高原肺水肿（high-altitude pulmonary edema，HAPE）是一种非心源性肺水肿，由于初次或再次从平原快速进入高海拔地区（海拔≥2500m）导致机体缺氧引起肺小血管的收缩，肺动脉压升高，肺血容量增加，最终导致毛细血管内液体渗出至肺间质及肺泡而引起的特发性疾病。HAPE是比较常见的急性高原疾病，可危及生命，通常进入高原24小时后发生，部分可几天后才发生，在高海拔区域的发病率为0.01%～0.10%，男性发病率高于女性，发病率与海拔的高度、进入高原速度以及个体差异相关，海拔在4000～5000m时发病率高达50%～70%。

HAPE早期主要表现为劳累性呼吸困难、乏力、咳嗽、胸闷和运动能力下降等，随着肺水肿的进展，表现为咳嗽加重、静息状态下出现呼吸困难和端坐呼吸，重症患者可出现粉红色泡沫样痰。体格检查可表现为口唇发绀、呼吸急促、心动过速和体温升高（一般不超过38.5℃），肺部听诊中肺野区可闻及湿啰音。实验室检查无特异性，动脉血氧分压及血氧饱和度可表现为明显降低。胸部X线和CT检查可明确显示肺内水肿病灶，为多数患者明确诊断提供准确的依据。

影像学检查有如下特点。①胸部X线：肺内局限性斑片状高密度渗出影，部分病灶相互融合呈片状的较大病灶，以双肺内、中带同时受累较常见，典型病例见"蝶翼征"，部分病例仅单侧肺受累；②CT检查：有助于显示早期X线检查阴性或隐蔽的小病灶，CT上表现为双肺内多发结节、斑片状及片状磨玻璃密度及实变影，实变区可见充气支气管影，合并间质性水肿时表现为小叶间隔增厚，极少数病例见少量胸腔积液。

（作者：索朗尼玛 杨谨瑞 次旦旺久）

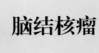

脑结核瘤

患儿，女性，8岁，藏族。

病 历 摘 要

患儿于2021年9月11日因"突发头痛伴呕吐4天"入院。头颅MRI增强＋DWI检查报告：颅内感染性病变，结核或其他。D-Dimer：0.63mg/L，ESR 4mm/h，结核分枝杆菌快速分子检测：阴性。经神经外科及感染科会诊，临床诊断"颅内结核感染并结核瘤形成"，异烟肼、利福平治疗后，患者症状明显减轻，嘱出院继续服药治疗。于2022年1月

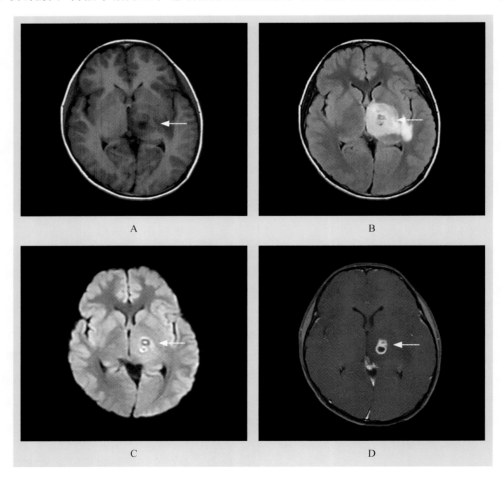

A

B

C

D

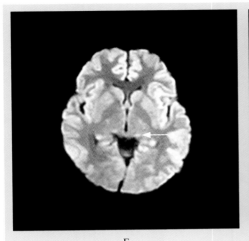
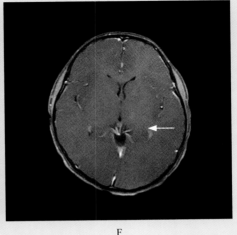

图28-5　治疗前后MRI增强检查

注：A～D.治疗前MRI增强检查左侧丘脑异常信号结节影，呈T1稍低、T2 Flair低信号，周围斑片状T2 Flair高信号影；DWI低信号，增强后环形明显强化；E、F.治疗后MRI增强检查示左侧丘脑稍高信号结节影明显变小，增强后未见明确强化结节影，周围水肿影无显示。

26日于本院门诊复查，患者症状及体征明显减轻，MRI复查结果：左侧顶叶病灶完全吸收，左侧丘脑病灶范围明显缩小。嘱继续服药治疗，定期复查肝功能。

讨　论

　　脑结核是中枢神经系统感染结核分支杆菌后形成的一种肉芽肿样病变。幕下较幕上感染者多，多发生于儿童和青少年。多继发于肺、骨及泌尿系结核，确诊多依赖于脑脊液中找到结核分支杆菌，但脑脊液涂片抗酸染色结核分支杆菌检出率低，因此，常依靠临床表现、体征、包括MRI增强在内的辅助检查及临床疗效来辅助诊断。常见临床表现为：急性或亚急性起病，部分患者可有颅内压增高表现，如头痛、呕吐等；主要体征可见脑膜刺激征、颈项强直、克氏征、布氏征阳性；患者可同时伴有其他部位结核；辅助检查常提示ESR增快，脑脊液压力多增高。MRI检查多表现为T1低或等信吃、T2等或高信号、DWI混杂信号结节影，环形强化伴实性中心病灶或液性中心病灶影，病灶内环形强化较均匀，病灶大小范围多为0.5～3.0cm，边缘多见环形水肿带。

　　临床上还需要与以下疾病鉴别诊断：①脑囊虫（囊内见小结节强化影）；②颅内真菌感染并脓肿形成（增强扫描强化欠规整，呈不规则片状强化）；③脑内恶性肿瘤多发转移（病灶呈小片状不规则强化，水肿面积较大）；④脑内血管源性病变（病灶边缘无大片水肿）。

（作者：边巴次仁　雷彦明　任　翠）

肝泡型包虫病合并肺及脑播散

患者，男性，36岁。

病 历 摘 要

以"无明显原因出现癫痫发作2个月"为主诉入院。患者入院前2个月无明显原因出现症状，发作时，左侧上肢抽动，左侧嘴角抽动，无意识障碍，无口吐白沫。患者自起病以来，症状间断发作3次。通过多学科会诊讨论，临床诊断"肝泡型棘球蚴病合并双肺、颅内播散"，给予抗癫痫、抗寄生虫治疗后症状明显缓解，目前仍在随访中。

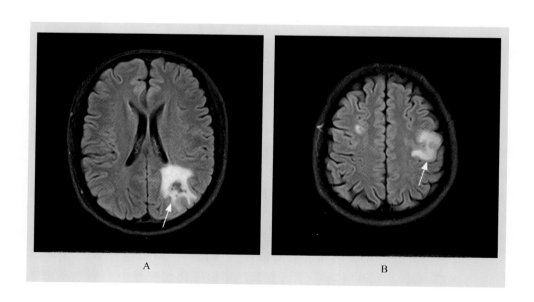

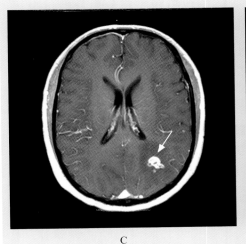

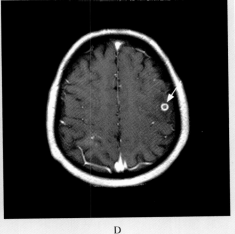

C   D

图 28-6   MRI 增强检查

注：横断位 T2WI 示左侧顶叶、顶枕叶可见短 T2 信号，中心见点状长 T2 信号影；T1WI 示左侧顶叶、顶枕叶可见等、稍短 T1 信号影；双侧顶叶、顶枕叶可见长、短 T2Flair 信号混杂影；增强后左侧顶叶、顶枕叶可见明显环状强化。

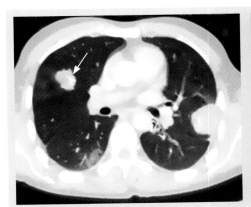

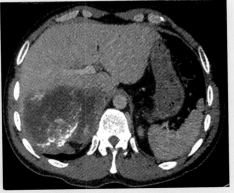

图 28-7   胸部 CT

注：双肺多发结节状高密度影，部分其内可见点状钙化灶。

图 28-8   全腹部 CT 平扫

注：肝右后下段可见片状稍低密度影，边缘环状高密度影。

讨　论

包虫病又称棘球蚴病（echinococcosis），是棘球绦虫的幼虫寄生于哺乳动物体内所致的一种人畜共患性疾病。目前感染人体的包虫病主要分为囊型包虫病（cystic echinococcosis，CE）和泡型包虫病（alveolar echinococcosis，AE）两种类型，分别由带绦虫科棘球绦虫属的两种绦虫即细粒棘球绦虫（echinococcosis granulosus）和多房棘球绦虫（echinococcosis multilocularis）感染所致。属人畜共患寄生虫病。包虫病常累及肝、肺、脑、骨等组织器官，其中神经系统包虫病占总病例数的2%～3%，且在儿童中多见。若不能早期正确的诊断和治疗，则可有明显的致残性。本类疾病大多属于食源性寄生虫病，常由于生食、半生食含有感染期寄生虫的食物所致。肝泡型棘球蚴病（HAE）虽为良性疾病，但其生物学行为恶性，呈弥漫性浸润生长，犹如恶性肿瘤，素有"虫癌""第二癌症"之称。多房棘球蚴可寄生在全身多个脏器，以肝脏最常见，泡球蚴97%以上的病灶都发生于肝，还可寄生于肺、脾、脑等，致残率和致死率均较高。如得不到及时治疗，在诊断后的10年内病死率约达90%。

泡型脑包虫病最常见的早期症状是头痛、癫痫发作和神经功能障碍等。持久的颅内高压可造成视乳突水肿，视力下降，视野模糊；若未能及时诊治，可持续发展为视神经萎缩、脑疝等导致失明或危及生命。影像学检查有如下特点。①头颅X线片：颅骨包虫病病变从板障开始，破坏颅骨，并且容易破出骨板，形成颅内、外软组织肿块。浅表囊肿致邻近颅骨局限外凸，骨板变薄。泡型包虫病可表现为颅内多发钙化病灶。②CT和磁共振成像（MRI）检查：脑泡型包虫病的CT表现与脑内转移瘤相似，呈低密度影，病变较大时周围水肿明显，多伴有钙化。脑泡型包虫病的MRI特点为颅内多发的混杂信号病灶，灶周水肿明显，增强后可明显强化。

（作者：高晓莉　审校：雷彦明）

多发血栓形成—抗磷脂综合征

患者，男性，40岁，汉族。

病历摘要

因"咳嗽20天，进藏5天后胸闷、呼吸困难3天"入院。入院后肺部CTA提示双肺动脉多发栓塞，给予溶栓治疗后复查CTA可见肺动脉栓塞进展，新发肺膨胀不全及双侧积液，急诊行DSA下双侧肺动脉造影＋取栓＋静脉滤器植入术，以Seldinger法穿刺右股静脉，经5F导管鞘先后以5F Cobra导管（Terumo）超选择插管行双侧肺动脉造影，可见双侧肺动脉多发充盈缺损，放置造影导管于左肺动脉造影（图28-9E），可见左肺动脉大部未见显影，以左肺上叶为著，经导管注射阿替普酶10mg，经8F导管抽吸双侧肺动脉，造影复查，左侧肺动脉未见明显充盈缺损（图28-9F）。后于下腔静脉第3腰椎水平置入下腔静脉滤器，防止下腔静脉血栓脱落。术后患者生命体征平稳，入ICU观察，未见双肺血栓形成。但后续患者不断出现下肢血栓形成且抗凝治疗效果不理想，经北京协和医院远程会诊及指导下不断完善实验室检查，根据aPS/PTIgM抗体结果56.67U/ml，高度怀疑抗磷脂综合征，建议结合凝血情况不断调整抗凝药物，择日复查肺部血流情况后转运至平原地区，后患者一般情况及血栓情况改善后，返回平原地区，狼疮抗凝物检查阳性，经专科治疗后恢复良好，现积极随访及监测凝血指标。临床诊断：多发血栓形成抗磷脂抗体综合征。

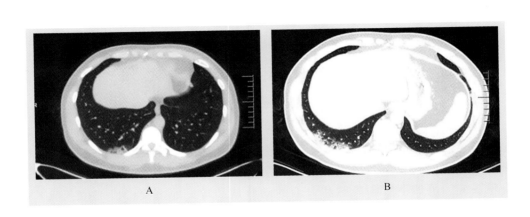

A   B

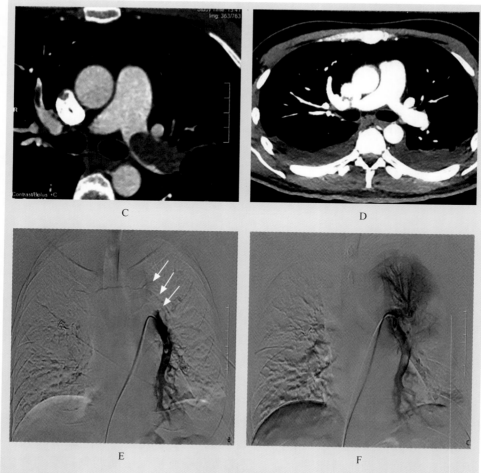

图28-9 肺部检查结果

注：A.患者急诊肺部CT可见右肺下叶渗出性改变；B.患者入院后肺部CT可见右肺下叶渗出增多；C.患者入院后急查肺部CTA可见双肺多发肺动脉充盈缺损；D.介入治疗后可见双侧肺动脉充盈缺损消失；E、F.患者行DSA引导下介入取栓术前后肺动脉造影情况，可见阻塞的肺动脉治疗后显影。

讨　论

　　抗磷脂综合征（APS）是以反复动脉或静脉血栓、病态妊娠和抗磷脂抗体（APL）持续阳性的疾病，会对患者造成多种不良影响，甚至导致死亡。APS可以累及体内各血液循环系统。虽然下肢深静脉和大脑的动脉是最常见的血栓形成部位，但其他任何组织或器官也都可能受到影响。

根据2006年悉尼国际APS会议指南，抗磷脂综合征的诊断需要符合一项临床症状及一项实验室检查（临床症状：血管栓塞/病态妊娠，实验室：血浆中出现狼疮抗凝物/用标准ELISA在血清中检测到中高滴度的IgG/IgM类aCL抗体、用标准ELISA在血清中检测到IgG/IgM型抗β_2-GPI抗体，以上至少查出2次，间隔12周）。然而，在日常实践中，APS可能要复杂得多。虽然有一些APS患者似乎只存在孤立的血栓形成或产科并发症，但也有一些患者APL持续阳性，仅有"非标准"表现，也有一小部分患者直接表现为恶性抗磷脂综合征，在该病例中，患者存在前驱性的感染因素，并且在高原缺氧环境下进一步诱发肺部渗出性改变，最后进展为肺部及下肢的血栓形成。血清阴性抗磷脂综合征的诊断主要依赖排除性诊断及临床表现，但在一定程度上，aPS/PT的检出可以引导医师向APS的方向考虑，因此，在临床症状符合但实验室检查不支持的情况下，送检aPS/PT这类"非标准"实验室指标，可能会给医师带来新的诊断思路。

目前尚无研究证实APS存在独立的危险因素，但在高原环境，无论是肺水肿或是高原红细胞增多症的背景下，任何血栓形成性疾病的危险性可能会增加，低氧血症、肺动脉高压、高原红细胞增多均是高原地区发生肺部栓塞主要的致病危险因素，因此，这些高原相关因素是否也是APS发生发展的重要危险因素以及在高原地区发生这类疾病时如何制定符合高原特点的治疗措施更是需要深入研究。

该例患者在取栓术后解除了肺动脉栓塞引发的危急情况，并且在后续的下肢多发血栓及高凝情况下，得益于下腔静脉滤器的置入，未复发肺动脉栓塞，为患者后续进一步治疗及临床康复提供了保障。

（作者：格桑罗布　审校：雷彦明）

附　录

缩略语表

英文缩写	英文名称	对应中文
AE	alveolar echinococcosis	泡型包虫病
AHAPE	acute high-altitude pulmonary edema	急性高原肺水肿
Alb	albumin	白蛋白
ALT	alanine aminotransferase	丙氨酸氨基转移酶
APS	antiphospholipid syndrome	抗磷脂综合征
aPS/PT	Anti-phosphatidylserine/prothrombin	抗磷脂酰丝氨酸/凝血酶原
APTT	activated partial thromboplastin time	活化部分凝血活酶时间
AST	aspartate amino transferase	天门冬氨酸氨基转移酶
BE	base excess	碱剩余
BNP	B type natriuretic peptide	B型钠尿肽
BUN	blood urea nitrogen	尿素氮
CAH	congenital adrenal hyperplasia	先天性肾上腺皮质增生症
CE	cystic echinococcosis	囊型包虫病/囊型棘球蚴病
CHD	congenital heart disease	先天性心脏病
CK-MB	creatine kinase isoenzymes	肌酸激酶同工酶
CMV	cytomegalovirus	巨细胞病毒
Cr	creatinine	肌酐
CRP	C reactive protein	C反应蛋白
CVP	central venous pressure	中心静脉压
D-Dimer	D-Dimer	D-二聚体
DBil	direct bilirubin	直接胆红素
EBV	Epstein-Barr virus	EB病毒
EF	ejection fraction	射血分数
EOS	eosinophilic granulocyte	嗜酸性粒细胞计数
EOS%	percentage of eosinophils granulocyte	嗜酸性粒细胞百分率
ESR	erythrocyte sedimentation rate	红细胞沉降率
EtCO$_2$	end-tidal carbon dioxide	呼气末二氧化碳
FLAC	fetal lung adenocarcinoma	胎儿型肺腺癌
FLAC-H	fetal lung adenocarcinoma-high grade	高级别胎儿型腺癌
FLAC-L	fetal lung adenocarcinoma-low grade	低级别胎儿型腺癌
HACE	high-altitude cerebral edema	高原脑水肿
HAPE	high-altitude pulmonary edema	高原肺水肿

英文缩写	英文名称	对应中文
HBcAb	hepatitis B core antibody	乙型肝炎核心抗体
HBeAb	hepatitis B e antibody	乙型肝炎e抗体
HBeAg	hepatitis B e antigen	乙型肝炎e抗原
HBsAb	hepatitis B surface antibody	乙型肝炎表面抗体
HBsAg	hepatitis B surface antigen	乙型肝炎表面抗原
HFP	high flow priapism	高流量阴茎异常勃起
Hb	hemoglobin	血红蛋白
HL	Hodgkin lymphoma	霍奇金淋巴瘤
HR	heart rate	心率
hs-cTn	hyper-sensitive cardiac troponin	超敏心肌肌钙蛋白
HSP	Henoch-Schönlein purpura	过敏性紫癜
HSPN	Henoch-Schönlein purpura nephritis	紫癜性肾炎
Lac	lactic acid	乳酸
MAP	mean arterial pressure	平均动脉压
Myo	myoglobin	肌红蛋白
NEUT	neutrophil	中性粒细胞
OCT	optical coherence tomography	光学相干断层扫描
OLV	one-lung ventilation	单肺通气
OVT	ovarian vein thrombosis	卵巢静脉血栓
P	pulse	脉搏
PAA	pulmonary artery aneurysm	肺动脉瘤
PAH	pulmonary hypertension	肺动脉高压
pCO_2	pressure of carbon dioxide	二氧化碳分压
PCT	procalcitonin	降钙素原
PEEP	positive end expiratory pressure	呼气末正压
pH	pondus hydrogenii	酸碱度
PLT	platelet	血小板
PO_2	partial pressure of oxygen	氧分压
pO_2	pressure of oxygen	氧分压
POVT	postpartum ovarian vein thrombosis	产后卵巢静脉血栓
PT	prothrombin time	凝血酶原时间
R	respiration	呼吸
RBC	red blood cell	红细胞

续　表

英文缩写	英文名称	对应中文
ScvO$_2$	central venous oxygen content	中心静脉血氧饱和度
SPO$_2$	pulse oxygen saturation	脉搏血氧饱和度
T	temperature	体温
TB	tuberculosis	结核
TBil	total bilirubin	总胆红素
TP	total protein	总蛋白
TSH	thyroid-stimulating hormone	促甲状腺激素
UA	uric acid	尿酸
VAS	visual analogue scale/score	视觉模拟评分法
VTE	venous thromboembolism	静脉血栓栓塞
WBC	white blood cell	白细胞